Petra Silberbauer

30 Körperreisen für Sie und Ihn

Körper- und Farbreisen, meditative Energiearbeit, progressive Muskelentspannung und autogenes Training zur Entspannung

Bibliographische Information der Deutschen Nationalbibliothek
Die Deutsche Nationalbibliothek verzeichnet diese Publikation in der deutschen Nationalbibliographie; detaillierte bibliographische Daten sind im Internet über http://dnb.d-nb.de abrufbar.

Layout und Satz des Buches: Angelina Schulze

Korrekturlesen: Monika

Umschlaggestaltung: Angelina Schulze

Coverbild: © DALL E

Rahmenbild im Buch: © Svetlana Parshakova – Adobe Stock

Verlag: Angelina Schulze Verlag
Am Mühlenkamp 15, 38268 Lengede
verlag@angelina-schulze.com
https://angelina-schulze-verlag.de

1. Auflage Februar 2024

ISBN: 978-3-96738-280-8

Inhaltsverzeichnis

Einleitung

Tauche mit mir in die Welt der Entspannung mit Hilfe von Körperreisen ein. Entdecke Dich und Deinen Körper immer wieder aufs Neue. Nimm Dich an, so wie Du bist, denn Du bist einzigartig.

In diesem Buch findest Du 30 neue Ideen für eine kleine Auszeit. Neben klassischen Körperreisen findest Du Farbreisen, Vorschläge für die „Progressive Muskelentspannung“, Texte für das „Autogene Training“ und Ideen für die Energiearbeit.

Du bekommst von mir ein paar Vorschläge, die Du für Dich selbst abändern oder gerne mischen kannst. Entdecke Deine Variation und finde so in die Entspannung hinein. Gerne kannst Du auch in meinen anderen Büchern stöbern.

In meiner Zeit als Autorin habe ich weit über 500 Texte geschrieben, die man in meinen Büchern findet.
Die Texte entstanden aus meinen Gedanken und sind einzigartig. Bei der Anzahl kann es natürlich sein, dass man im Netz Ähnlichkeiten findet. Dies wäre rein zufällig und nicht gewollt. Ich schätze die Arbeiten anderer Autoren sehr und würde mich nicht mit fremden Federn schmücken.
Sollten Wiederholungen oder Dir bekannte Formulierungen vorkommen, bitte ich dies zu entschuldigen.
Alle Angaben wurden mit bestem Wissen erstellt und von mir selbst geschrieben. Als Autorin weise ich Dich darauf hin, dass alle Geschichten frei erfunden sind. Ähnlichkeiten mit Erlebnissen, Personen und Vorkommnissen sind nicht beabsichtigt.
Bei der Vielzahl an meinen Geschichten, können sich Titel ähneln. Der Inhalt ist jedes Mal anders.
Diese Geschichten ersetzen keinen Arztbesuch.
Solltest Du in irgendeiner Form Beschwerden haben oder wahrnehmen, wende Dich bitte umgehend an die Ärztin bzw. den Arzt Deines Vertrauens.
Und nun wünsche ich Dir eine gute Reise durch Deinen Körper.

Die Natur, der Winter und Du

Komme achtsam und ruhig am Ort Deiner Entspannung an.

Finde Dich in Deiner Wohlfühlposition ein.

Du kannst zwischen der Rückenlage, der Bauchlage, der Seitlage oder einer sitzenden Position wählen.

Lasse Deinen Atem geschehen.

Er kommt und geht von alleine.

Wenn in Dir das Bedürfnis nach einem tiefen Atemzug entsteht, komme diesem gerne nach.

Er darf sich auch in Form eines Seufzers äußern.

Vielleicht fällt es Dir so leichter, den Ballast von Deinen Schultern abfallen zu lassen?

Dein Geist erhält die Einladung innezuhalten und dem Gedankenkarussell eine kleine Pause zu gönnen.

Wenn Du möchtest, lasse Deine Beine sanft nach unten ausgleiten und strecke sie aus.

Stelle Dir dabei gerne zwei Wurzeln eines Baumstammes vor, die sich ihren Weg in die Mutter Erde bahnen.

Die Wurzeln geben einem Baum seinen Halt und versorgen ihn gleichzeitig mit wichtigen Nährstoffen.

Nimm auch Du diese Erdung wahr.

Nimm auch Du diese Verwurzelung und den Halt wahr.

Fühle Dich gleichzeitig getragen von der „Mutter Erde“.

Die Erde versorgt Dich mit allem, was Du benötigst.

Lege Deine Arme und Deine Hände in einer für Dich angenehmen Position ab.

Pendle Deinen Kopf mittig ein und schließe anschließend Deine Augen, wenn dies nicht schon längst geschehen sein sollte.

Innere Bilder können so leichter vor Deinem geistigen Auge entstehen und Faktoren, die Dich ablenken könnten, werden dadurch ausgeblendet.

Du darfst aber auch gerne die Augen geöffnet lassen, wenn Du Dich dabei wohler fühlst.

Die Zeit der Entspannung und der Regeneration kann beginnen.

Nimm Deinen Körper in seiner Entspannungsposition wahr.

Erspüre die Kontaktpunkte Deines Körpers mit Deiner Unterlage.

Bleibe dabei wertfrei.

Lenke Deine Aufmerksamkeit auf Deine Zehenspitzen.

Wandere nun von Deinen Zehenspitzen bis hinauf zu Deinem höchsten Punkt, dem Scheitelpunkt Deines Kopfes.

Lasse Dir dabei Zeit.

Schenke Deinem Körper Deine uneingeschränkte Aufmerksamkeit und lasse alle Anspannungen oder Verspannungen los.

Wenn Du möchtest, nimm Dir Deinen Anker des Lebens, Deinen Atem, zur Hilfe.

Atme bewusst in Deine Körperregionen hinein und lasse los.

Gib Dir dafür Raum und Zeit.

PAUSE.

Lenke Deine Aufmerksamkeit in Dein Gesicht.

Durch das bewusste Wahrnehmen entspanne Deine Stirn, Deine Augen, Deine Nase und Deinen Mund.

Schließe in Deiner Vorstellung auch Dein Drittes Auge mit ein.

Wandere weiter zu Deinen Kiefergelenken.

Durch das bewusste Wahrnehmen entspanne Deine Kiefergelenke.

Deine Zähne berühren sich sanft, denn es gibt in diesem Moment keinen Grund zuzubeißen.

Zaubere nun ein Lächeln in Dein Gesicht und schenke Dir selbst ein inneres Lächeln.

Dein Lächeln ist so schön anzusehen.

Lasse dieses Lächeln entstehen und tief bis in Dein Innerstes hineinstrahlen.

Vielleicht berührst Du damit Dein Herz und kannst die Liebe zu Dir selbst entdecken und entfachen?

Vielleicht möchtest Du dieses Lächeln auch auf die Reise in die Welt schicken?

Ich bin mir sicher, es kommt irgendwie, irgendwann und in irgendeiner Form zu Dir zurück.

Nimm nur wahr.

Spüre, wie langsam der Zustand der Anspannung in Deinem Körper weicht und der Entspannung Platz macht.

Dabei vergrößert sich der Abstand von Deinen Schultern zu Deinen Ohren.

Dein Nacken empfindet dies als sehr angenehm.

Du kannst förmlich spüren, wie ein großer Stein von Deinen Schultern herabfällt.

Lege nun Deine Hände auf Deinen Bauch.

Nimm die angenehme Wärme Deiner Hände auf dem Bauch wahr.

Es fühlt sich an, als ob ein Wärmekissen oder eine Wärmflasche darauf liegen würde.

Schicke Deinen Atem in die Gegend um Deinen Bauchnabel herum.

Bringe Dich und Dein „Vegetatives Nervensystem“ so in die Balance und in die Entspannung hinein.

Nimm dabei das Heben und das Senken Deiner Bauchdecke wahr.

Es gleicht einer Wellenbewegung des Meeres.

Mit jedem Atemzug führst Du mit der Einatmung dem Körper neue Energie zu.

Mit jedem Atemzug lässt Du mit der Ausatmung alles aus Deinem Körper los, was Du nicht mehr benötigst, und übergibst es dem Universum.

Wenn Du möchtest, begleite mich nun auf eine kleine Fantasiereise.

Lasse dazu folgendes Bild vor Deinem geistigen Auge entstehen.

Über Nacht hat sich die Welt ein weißes Kleid angezogen.

Der Winter hat Einzug gehalten und es hat geschneit.

Alles sieht so sauber und so rein aus.

Die Natur hat sich eine Art „Schutzmantel“ oder „Decke“ übergestreift.

Es sieht stellenweise fast so wie die Kuvertüre auf einem Kuchen aus, glatt und unberührt.

Du blickst aus Deinem Fenster hinaus und siehst eine wunderschöne, weiße Landschaft vor Dir.

Die Sonne scheint und schickt ihre wärmenden und hellen Strahlen auf die Erde herab.

Dadurch werden die Eiskristalle zum Funkeln und zum Glitzern gebracht.

Es sieht genauso wie der Glanz in Deinen Augen aus, wenn sie jemand zum Strahlen gebracht hat.

Du kannst Dir auch gerne leuchtende Kinderaugen vorstellen.

Kinder sind noch unbedarft und sie bleiben wertfrei.

Sie entdecken die Welt immer wieder aufs Neue.

Es ist einfach nur wunderschön.

Auch Du bist wunderschön und einzigartig.

Dein Blick wandert hinauf zum Himmelszelt.

Neben der strahlenden, goldenen Sonne hat der Himmel heute sein schönstes Blau aus seiner Farbpalette für Dich ausgesucht.

Du kannst sogar verschiedene Blautöne erkennen, wenn Du genauer hinschaust.

Die Farbnuancen sind sehr umfangreich und Deiner Fantasie sind dabei keine Grenzen gesetzt.

Ist das nicht ein herrliches Bild?

Lasse nun vor Deinem geistigen Auge Deine eigene Winterlandschaft entstehen.

PAUSE.

Sind an Deinem Himmel ein paar Schäfchenwolken zu sehen?

Welche Formen haben Deine Wolken oder gibt es keine Wolken an Deinem Himmel?

In Deiner Fantasie ist alles möglich.

Das Bild ist wunderschön.

Findest Du nicht auch?

Es spricht Dir eine Einladung aus.

Hast Du Lust mich auf einen kleinen Spaziergang zu begleiten?

Darüber würde ich mich sehr freuen.

Gesagt, getan.

Deine Winterjacke hängt schon an der Garderobe für Dich bereit.

Du schlüpfst hinein.

Die Winterstiefel stehen auch schon parat.

Mütze, Handschuhe und ein Schal machen Dein Outfit komplett.

Es kann losgehen.

Du öffnest die Tür und machst Dich auf den Weg nach draußen.

Du bleibst kurz stehen und atmest die herrliche, klare Winterluft ein.

Kannst Du den Schnee riechen?

Kannst Du das Glitzern des Schnees sehen und diese freigesetzte Energie spüren?

Ist das Leben nicht schön?

Vielleicht haben wir verlernt uns an den schönen Dingen des Lebens zu erfreuen?

Dann lasse uns wieder damit beginnen.

Kinder gehen mit offenen, großen Augen und neugierig durch das Leben.

Tun wir es ihnen doch einfach gleich.

Wecke wieder das Kind in Dir und Dein Leben wird sich verändern.

Da bin ich mir ziemlich sicher.

Lasse nun in Deiner Kehle einen tiefen Seufzer entstehen und lasse damit Deinen Ballast los.

Du fühlst Dich pudelwohl und könntest die ganze Welt umarmen.

Dann mache es doch.

Was hält Dich davon ab?

Breite Deine Arme aus und umarme die Welt.

Du beginnst loszumarschieren.

Dein Weg führt Dich an Wiesen und an Feldern vorbei.

Dabei hinterlässt Du Deine Fußspuren im Schnee.

Kannst Du auch das knirschende Geräusch im Schnee hören, das dabei entsteht?

Es wirkt beruhigend auf Dich.

Vielleicht müssen wir auch wieder lernen, auf die leisen Töne des Lebens zu hören?

Ein verstecktes „Dankeschön“ oder ein leiser „Hilfeschrei“ eines Mitmenschen?

Ein „Danke“ kann so schön sein und guttun.

Eine „Bitte um Hilfe“ kann uns auch wieder wachrütteln und lernen, genauer hinzuschauen und sich nicht abzuwenden, wenn eine Situation etwas schwieriger wird.

Auf Deinem Weg kommst Du an Bäumen und an Sträuchern vorbei.

Ihre Zweige und ihre Äste sind mit Schneeflocken bedeckt.

Manche tragen auch eine Schneekrone auf ihren Spitzen.

Wenn die Sonne darauf scheint, beginnt es zu glitzern und zu funkeln.

Es gleicht einem abendlichen Sternenhimmel.

Was hängt denn da an den Ästen der Bäume?

Du gehst ein Stück näher heran und entdeckst ein paar Eiszapfen.

Die Natur hält ihren Winterschlaf und ruht sich aus.

Wenn Du es zulässt, überträgt sich diese Ruhe auch auf Dich.

Die Natur hält so viele schöne Dinge für uns bereit, wenn wir nur genau hinschauen.

Auch Du bist ein Teil des Ganzen.

Spüre einmal genau hin.

Du fühlst Dich ruhig, gelöst und entspannt.

Dein Atem geht ruhig und gleichmäßig.

Der Winter sollte auch für uns Menschen die Zeit des Rückzugs und der Stille sein.

Die Zeit innezuhalten und unsere Akkus wieder aufzuladen.

Jede Jahreszeit hat seine Bedeutung und seinen Sinn.

Verweile noch für ein paar Momente in Deiner Winterlandschaft.

Es gibt bestimmt noch einiges zu entdecken.

Ich hole Dich dann wieder zurück.

PAUSE.

Schau Dir noch einmal Deine Winterlandschaft an und nimm dieses Bild in Dir auf und lasse es auf Dich wirken.

Du kannst es gerne abspeichern und bei Bedarf wieder abrufen.

Langsam trittst Du Deinen Heimweg an.

Du hast Deine Akkus wieder aufgeladen.

Die Sonnenstrahlen berühren sanft Dein Gesicht und zaubern Dir ein Lächeln in Dein Gesicht.

Wie fühlst Du Dich?

Ich hoffe gut.

Nimm Dich nun selbst wahr.

Wie fühlst Du Dich im Vergleich zum Anfang der Entspannung?

Bleibe dabei wertfrei.

Nimm Deinen Atem wahr.

Hat sich Dein Atemrhythmus verändert?

Nimm wahr und bleibe wertfrei.

Lasse Deine Atemzüge wieder tiefer und intensiver werden und bringe eine wohltuende Bewegung in Deinen Körper.

Dies kann sich in Form eines Räkelns oder eines Streckens zeigen.

Erlaube Deinem Körper das zu tun, wonach er jetzt verlangt.

Öffne langsam Deine Augen und nimm den Raum um Dich herum wieder wahr.

Wenn es Dir guttut, hole beide Beine zu Dir heran und entspanne Deinen unteren Rücken.

Vielleicht entstehen auch automatisch wohltuende, kreisende Bewegungen?

Dann gib diesem Bedürfnis einfach nach.

Wenn Du so weit bist, komme über die Seite zum Sitzen zurück.

Lasse Deinen Körper entscheiden, ob er über die rechte oder die linke Seite zum Sitzen zurückkommen möchte.

Die rechte Seite steht für „in der Ruhe bleiben“.

Die linke Seite steht für „Aktivität“.

Nimm noch ein paar tiefe Atemzüge und fühle Dich wohl.

Vielleicht hat Dir diese kleine Reise Lust auf einen Spaziergang gemacht?

Dann höre und schaue einmal genau hin, welche Schätze Du dabei entdecken kannst.

Danke, dass Du mich begleitet hast.

Sonnenstrahlen berühren Deinen Körper

Heute lade ich Dich zur Entspannungstechnik „Autogenen Training“ ein.

Mache es Dir dazu in der Rückenlage bequem.

Bei Bedarf lege Dir gerne etwas unter Deine Kniekehlen und kuschle Dich in eine wärmende Decke hinein.

Tauche so in die Ruhe und in die Entspannung ein.

Schließe dazu gerne Deine Augen und komme ganz bei Dir an.

Gib Dir Raum und Zeit für Ruhe und Entspannung.

Ich finde es sehr schön, wie achtsam Du genau in diesem Moment mit Dir selbst umgehst.

Lasse Deinen Atem geschehen.

Er geschieht ohne Dein Zutun.

Versuche Deine Ausatmung länger geschehen zu lassen als Deine Einatmung.

Bleibe dabei wertfrei.

Jeder Atemzug bringt Dich immer mehr zur Ruhe.

Beim „Autogenen Training“ werden bestimmte Gedankenformeln gesprochen.

Dadurch werden Körper und Psyche insoweit beeinflusst, um einen wirksamen Entspannungszustand hervorzurufen.

Bleibe wertfrei und lasse Dich einfach darauf ein.

Entspannung will gelernt und geübt sein.

Hier geht es nicht um Leistung, sondern um Deine Gesundheit.

Stelle Dir vor, die Sonne scheint und schickt Dir ihre wärmenden Strahlen auf die Erde.

Diese Sonnenstrahlen berühren nach und nach ganz sanft einzelne Deiner Körperteile, die ich ansprechen werde.

Dieses gefühlte sanfte Streicheln lässt Wärme entstehen, die sich nach und nach in Deinem ganzen Körper ausbreitet.

Stelle Dir nun vor, die Sonnenstrahlen berühren sanft Deine Finger.

Deine Finger beginnen im Licht der Sonne zu erstrahlen.

Wärme und Energie werden dabei freigesetzt.

Du spürst die wohlige Wärme der Sonne auf Deinen Fingern.

Die Anspannungen in Deinen Fingern lösen sich.

Sage Dir nun innerlich dreimal den Satz vor:

„Meine Finger sind ganz warm".

„Ich bin ganz ruhig, gelöst, entspannt und warm".

Stelle Dir nun vor, die Sonnenstrahlen berühren Deine Hände.

Deine Hände beginnen im Licht der Sonne zu erstrahlen.

Wärme und Energie werden dabei freigesetzt.

Du spürst die wohlige Wärme der Sonne auf Deinen Händen.

Die Anspannungen in Deinen Händen lösen sich.

Sage Dir nun innerlich dreimal den Satz vor:

„Meine Hände sind ganz warm“.

„Ich bin ganz ruhig, gelöst, entspannt und warm“.

Stelle Dir nun vor, die Sonnenstrahlen berühren Deine Arme.

Deine Arme beginnen im Licht der Sonne zu erstrahlen.

Wärme und Energie werden dabei freigesetzt.

Du spürst die wohlige Wärme der Sonne auf Deinen Armen.

Die Anspannungen in Deinen Armen lösen sich.

Sage Dir nun innerlich dreimal den Satz vor:

„Meine Arme sind ganz warm“.

„Ich bin ganz ruhig, gelöst, entspannt und warm“.

Stelle Dir nun vor, die Sonnenstrahlen berühren Deine Schultern.

Deine Schultern beginnen im Licht der Sonne zu erstrahlen.

Wärme und Energie werden dabei freigesetzt.

Du spürst die wohlige Wärme der Sonne auf Deinen Schultern.

Die Anspannungen in Deinen Schultern lösen sich.

Sage Dir nun innerlich dreimal den Satz vor:

„Meine Schultern sind ganz warm“.

„Ich bin ganz ruhig, gelöst, entspannt und warm“.

Stelle Dir nun vor, die Sonnenstrahlen berühren Deinen Nacken.

Dein Nacken beginnt im Licht der Sonne zu erstrahlen.

Wärme und Energie werden dabei freigesetzt.

Du spürst die wohlige Wärme der Sonne in Deinem Nacken.

Die Anspannung in Deinem Nacken löst sich.

Sage Dir nun innerlich dreimal den Satz vor:

„Mein Nacken ist ganz warm".

„Ich bin ganz ruhig, gelöst, entspannt und warm".

Stelle Dir nun vor, die Sonnenstrahlen berühren Deine Zehen.

Deine Zehen beginnen im Licht der Sonne zu erstrahlen.

Wärme und Energie werden dabei freigesetzt.

Du spürst die wohlige Wärme der Sonne auf Deinen Zehen.

Die Anspannungen in Deinen Zehen lösen sich.

Sage Dir nun innerlich dreimal den Satz vor:

„Meine Zehen sind ganz warm".

„Ich bin ganz ruhig, gelöst, entspannt und warm".

Stelle Dir nun vor, die Sonnenstrahlen berühren Deine Füße.

Deine Füße beginnen im Licht der Sonne zu erstrahlen.

Wärme und Energie werden dabei freigesetzt.

Du spürst die wohlige Wärme der Sonne auf Deinen Füßen.

Die Anspannungen in Deinen Füßen lösen sich.

Sage Dir nun innerlich dreimal den Satz vor:

„Meine Füße sind ganz warm“.

„Ich bin ganz ruhig, gelöst, entspannt und warm“.

Stelle Dir nun vor, die Sonnenstrahlen berühren Deine Beine.

Deine Beine beginnen im Licht der Sonne zu erstrahlen.

Wärme und Energie werden dabei freigesetzt.

Du spürst die wohlige Wärme der Sonne auf Deinen Beinen.

Die Anspannungen in Deinen Beinen lösen sich.

Sage Dir nun innerlich dreimal den Satz vor:

„Meine Beine sind ganz warm“.

„Ich bin ganz ruhig, gelöst, entspannt und warm“.

Stelle Dir nun vor, die Sonnenstrahlen berühren Dein Gesäß.

Dein Gesäß beginnt im Licht der Sonne zu erstrahlen.

Wärme und Energie werden dabei freigesetzt.

Du spürst die wohlige Wärme der Sonne auf Deinem Gesäß.

Die Anspannungen in Deinem Gesäß lösen sich.

Sage Dir nun innerlich dreimal den Satz vor:

„Mein Gesäß ist ganz warm“.

„Ich bin ganz ruhig, gelöst, entspannt und warm“.

Stelle Dir nun vor, die Sonnenstrahlen berühren Deinen Bauch.

Dein Bauch beginnt im Licht der Sonne zu erstrahlen.

Wärme und Energie werden dabei freigesetzt.

Du spürst die wohlige Wärme der Sonne auf Deinem Bauch.

Die Anspannungen in Deinem Bauch lösen sich.

Sage Dir nun innerlich dreimal den Satz vor:

„Mein Bauch ist ganz warm“.

„Ich bin ganz ruhig, gelöst, entspannt und warm“.

Stelle Dir nun vor, die Sonnenstrahlen berühren Deinen Rücken.

Dein Rücken beginnt im Licht der Sonne zu erstrahlen.

Wärme und Energie werden dabei freigesetzt.

Du spürst die wohlige Wärme der Sonne auf Deinem Rücken.

Die Anspannungen in Deinem Rücken lösen sich.

Sage Dir nun innerlich dreimal den Satz vor:

„Mein Rücken ist ganz warm“.

„Ich bin ganz ruhig, gelöst, entspannt und warm“.

Stelle Dir nun vor, die Sonnenstrahlen berühren Dein Gesicht.

Dein Gesicht beginnt im Licht der Sonne zu erstrahlen.

Wärme und Energie werden dabei freigesetzt.

Du spürst die wohlige Wärme der Sonne in Deinem Gesicht.

Die Anspannungen in Deinem Gesicht lösen sich.

Sage Dir nun innerlich dreimal den Satz vor:

„Mein Gesicht ist ganz warm“.

„Ich bin ganz ruhig, gelöst, entspannt und warm“.

Stelle Dir nun vor, die Sonnenstrahlen berühren Deinen Kopf.

Dein Kopf beginnt im Licht der Sonne zu erstrahlen.

Wärme und Energie werden dabei freigesetzt.

Du spürst die wohlige Wärme der Sonne auf Deinem Kopf.

Die Anspannungen in Deinem Kopf lösen sich.

Sage Dir nun innerlich dreimal den Satz vor:

„Mein Kopf ist ganz warm“.

„Ich bin ganz ruhig, gelöst, entspannt und warm“.

Stelle Dir nun vor, die Sonnenstrahlen berühren Deinen ganzen Körper.

Dein ganzer Körper beginnt im Licht der Sonne zu erstrahlen.

Wärme und Energie werden dabei freigesetzt.

Du spürst die wohlige Wärme der Sonne auf Deinem Körper.

Die Anspannungen in Deinem Körper lösen sich.

Sage Dir nun innerlich dreimal den Satz vor:

„Mein ganzer Körper ist ganz warm“.

„Ich bin ganz ruhig, gelöst, entspannt und warm“.

Du fühlst Dich ganz ruhig, gelöst, entspannt und warm.

Du fühlst Dich ganz ruhig, gelöst, entspannt, warm und mit neuer Energie aufgetankt.

Spüre dem nach.

PAUSE.

Lasse Deine Atemzüge tiefer und intensiver werden.

Wenn Du so weit bist, bringe wieder Bewegung in Deinen Körper und finde anschließend wieder zum Sitzen zurück.

Das Erlebnis mit dem Hut

Für die heutige Entspannung wählen wir eine aufrechte Position im Sitzen.

Du kannst Dich dazu auf einen Stuhl oder auf den Boden setzen.

Fühle Dich in Deiner gewählten Position wohl.

Für mehr Komfort kannst Du Deinen Rücken gerne an einer Lehne oder an einer Wand anlehnen.

Schließe gerne Deine Augen, um ganz bei Dir bleiben zu können.

Stelle Dir nun vor Du würdest auf Deinem Kopf einen Hut tragen.

Lasse das Bild eines Hutes entstehen.

Du wählst aus der großen Farbpalette Deine Farbe dafür aus.

Welche Form hat Dein Hut?

Lasse Deiner Fantasie ihren freien Lauf.

Der Hut ist ein besonderer Hut.

Du wirst Dich vielleicht fragen, was kann an einem Hut so Besonderes sein?

Ich will es Dir gerne sagen.

Dieser Hut ist ein guter Zuhörer.

Du kannst ihm alles erzählen, was Du möchtest.

Er ist sehr geduldig und verschwiegen.

Du kannst ihm auch gerne Fragen stellen, die Dir auf Deiner Seele brennen.

Wenn er sie beantworten kann, bekommst Du eine Antwort.

Sei geduldig und höre zu.

Vielleicht ist die Antwort auch nur ein leises Flüstern?

Ich gebe Dir etwas Zeit, damit ihr beide in Kontakt treten könnt.

PAUSE.

Hast Du Deine Worte gesprochen und Deine Fragen gestellt?

Wie fühlst Du Dich?

Ich hoffe gut.

Dann lenke Deine Aufmerksamkeit noch einmal auf Deinen Hut.

Er kann nämlich auch noch zaubern.

Er kann Dir neue Energie schenken.

Schau einmal genau hin.

Unter dem Hut flammt langsam ein kleines Licht auf.

Dieses Licht wird immer intensiver und immer heller.

Es ist erfüllt von positiver Energie.

Der Hut setzt es frei und das Licht beginnt sich um Deinen Körper herum zu verteilen.

Die Energie verteilt sich von Deinem Scheitelpunkt Deines Kopf-es bis hinunter zu Deinen Zehenspitzen.

Es fühlt sich wie eine Energiedusche an.

Gib Dir für diese Energieverteilung etwas Zeit.

Diese Energie steht für Dich bereit.

Es sieht fast so aus, als ob Du Dich in eine Decke einhüllen würdest.

Welche Farbe möchtest Du denn gerne dieser Lichtquelle geben?

Rot, Blau, Gelb oder Grün?

Nur um ein paar Farben vorzuschlagen.

In Deiner Fantasie ist alles möglich.

Wie fühlt sich das für Dich an?

Gibt es eine Stelle, der Du heute besonders Deine Aufmerksamkeit schenken möchtest?

Dann verweile dort etwas länger.

Benötigst Du noch eine kleine Unterstützung?

Dann hole Dir Deinen Anker des Lebens, Deinen Atem, mit in das Boot.

Gemeinsam wird diese Körperreise auch ein Atemerlebnis.

Nimmst Du vielleicht das Gefühl von Wärme oder ein energetisierendes Kribbeln wahr?

Das kann gut möglich sein.

Bleibe wertfrei und genieße Deine Reise.

Gedanken kommen und gehen, nimm sie einfach nur wahr.

Der Hut birgt so viel Energie in sich, wie Du heute benötigst.

Wenn das Licht den Boden berührt, lasse alles Negative in die Erde abfließen.

Lerne loszulassen und abzugeben.

Mit der Zeit wird es immer leichter gehen.

Atme ein und tanke positive Energie auf.

Atme aus und lasse alles Belastende los.

Verweile hier für einen Moment.

Ich hole Dich dann wieder zurück.

PAUSE.

Der Hut hat seine Arbeit getan.

Er ist mit seinem Werk zufrieden.

Verabschiede Dich von ihm und lege ihn wieder ab.

Spüre in Deinen Körper hinein.

Wie fühlst Du Dich?

Entsteht in Dir der Wunsch sich wieder zu bewegen?

Dann bringe ein Räkeln, ein Strecken und ein Gähnen in Deinen Körper hinein.

Fühle Dich ruhig, gelöst, entspannt und voller Energie.

Bedanke Dich bei Deinem Hut.

Ich danke Dir, dass Du diesen Versuch gewagt hast und meinen Worten gefolgt bist.

Hinweise zur Progressiven Muskelentspannung

Bei dieser Entspannungsmethode werden einzelne Muskelgruppen angesprochen, angespannt und wieder lockergelassen.

Finde so nach und nach zur inneren Ruhe.

Diese Entspannungstechnik kann bei Kopf- oder Rückenschmerzen hilfreich sein. Ebenso bei Angst oder Stress.

Bei Unsicherheit schalte gerne einen Arzt oder Ärztin zur Abklärung ein.

Du entscheidest wie viele Muskelgruppen Du einzeln ansprichst oder gebündelt zusammenfasst.

Fortgeschrittene können sich diese Anspannung auch nur gedanklich vorstellen.

Ein paar Vorschläge findest Du in diesem Buch.

Nicht geeignet ist die „Progressive Muskelentspannung“ bei akuten Psychosen, Muskelerkrankungen oder Muskelkämpfen.

Aktive „Progressive Muskelentspannung“

Finde Dich für unsere heutige Entspannung in der Rückenlage ein.

Wenn Du möchtest, schließe dazu gerne Deine Augen.

Diese Position erleichtert es Dir, bei Dir selbst bleiben zu können.

Spüre zuerst nach, wie Du auf der Unterlage aufliegst.

Nimm dazu die Kontaktpunkte Deines Körpers wahr.

Fühle Dich und spüre Dich.

Bleibe dabei wertfrei.

Mache es Dir so bequem wie möglich.

Bei Bedarf lege Dir etwas unter Deinen Kopf oder unter Deine Kniekehlen.

Du darfst die Beine auch gerne höher ablegen, wenn es Deinem Rücken guttut.

Solltest Du leicht frieren, dann ziehe Dir etwas Warmes über oder wickle Dich in eine Decke hinein.

Rolle Deinen Kopf sanft von rechts nach links und pendle ihn schließlich wieder mittig ein.

Lasse das Gefühl von Länge in Deinem Nacken entstehen.

Finde nun langsam in die Ruhe und in die Stille hinein.

Erlaube auch Deinem Geist eine kleine Pause.

Gib Deinem neugierigen und unruhigen Kind in Dir etwas Zeit zum Durchatmen.

Ich lade Dich nun ein, durch An- und Entspannung Deiner Muskulatur zur Ruhe zu kommen.

Als Begleiter stelle ich Dir Deinen Atem zur Seite.

Ich hoffe, es ist Dir recht.

Dein Atem geschieht ohne Dein Zutun.

Er ist der Anker Deines Lebens und steht Dir tagtäglich zur Verfügung.

Ich würde mich freuen, wenn Du nun meinen Worten folgen würdest.

Wandere mit Deiner Aufmerksamkeit zu Deinem rechten Bein.

Spanne nun Dein rechtes Bein an.

Ziehe dazu Deine Zehen in Richtung Nasenspitze und schiebe die Ferse ganz weit weg von Dir.

Spanne so Deinen Ober- und Unterschenkel an.

Wenn es Dir möglich ist, hebe Dein rechtes Bein ein paar Zentimeter vom Boden ab, wenn Du einatmest.

Halte die Spannung.

Mit Deiner nächsten Ausatmung lasse Dein rechtes Bein entspannt zum Boden sinken und spüre dem nach.

Lasse los.

Wandere mit Deiner Aufmerksamkeit zu Deinem linken Bein.

Spanne nun Dein linkes Bein an.

Ziehe Deine Zehen in Richtung Nasenspitze und schiebe die Ferse ganz weit weg von Dir.

Spanne so Deinen Ober- und Unterschenkel an.

Wenn es Dir möglich ist, hebe Dein linkes Bein ein paar Zentimeter vom Boden ab, wenn Du einatmest.

Halte die Spannung.

Mit Deiner nächsten Ausatmung lasse Dein linkes Bein entspannt zum Boden sinken und spüre dem nach.

Lasse los.

Wandere mit Deiner Aufmerksamkeit zu Deiner dominanten Hand.

Spanne nun Deine dominante Hand an, indem Du eine Faust machst.

Spanne Deinen ganzen dominanten Arm an.

Wenn es Dir möglich ist, hebe Deinen dominanten Arm mit der Einatmung ein paar Zentimeter vom Boden ab.

Halte die Spannung.

Mit der nächsten Ausatmung lasse Deinen dominanten Arm zum Boden sinken, öffne Deine Faust und spüre dem nach.

Lasse los.

Wandere mit Deiner Aufmerksamkeit zu Deiner anderen Hand.

Spanne nun Deine andere Hand an, indem Du eine Faust machst.

Spanne Deinen ganzen Arm dazu an.

Wenn es Dir möglich ist, hebe ihn mit der Einatmung ein paar Zentimeter vom Boden ab.

Halte die Spannung.

Mit der nächsten Ausatmung lasse Deinen Arm zum Boden sinken, öffne Deine Faust und spüre dem nach.

Lasse los.

Wandere mit Deiner Aufmerksamkeit zu Deinem Gesäß.

Spanne Dein Gesäß an.

Zwicke Deine Pobacken fest zusammen und hebe Deinen Po ein kleines Stück vom Boden ab, wenn Du einatmest.

Halte die Spannung.

Mit der nächsten Ausatmung lasse Dein Gesäß sanft zu Boden sinken und spüre dem nach.

Lasse los.

Wandere mit Deiner Aufmerksamkeit zu Deinem Bauch.

Ziehe nun Deine gesamte Bauchdecke mit der Einatmung nach innen oben.

Lasse Deine Bauchdecke durch diese Anspannung flach werden.

Halte die Spannung.

Mit Deiner nächsten Ausatmung lasse die Anspannung in Deinem Bauch los und spüre dem nach.

Lasse los.

Wandere mit Deiner Aufmerksamkeit zu Deinen Schultern.

Schiebe nun Deine Schulterblätter in den Boden hinein und hebe Deinen Brustkorb mit der Einatmung ein Stück vom Boden ab.

Halte die Spannung.

Öffne gleichzeitig Dein Herz und lasse die Liebe zu Dir selbst und zu anderen fließen.

Mit der nächsten Ausatmung lasse Deinen Brustkorb wieder sinken und spüre dem nach.

Lasse los.

Wandere mit Deiner Aufmerksamkeit zu Deinen Schultern.

Deine Schultern liegen entspannt auf dem Boden.

Mit Deiner nächsten Einatmung ziehe Deine Schultern in Richtung Ohren.

Dein Hals fühlt sich dadurch kürzer an.

Halte die Spannung.

Mit Deiner nächsten Ausatmung lasse die Schultern wieder weit weg von den Ohren sinken und spüre dem nach.

Lasse los.

Wandere mit Deiner Aufmerksamkeit noch einmal zu Deinen Schultern.

Deine Schultern bleiben am Boden liegen.

Ziehe nun mit Deiner nächsten Einatmung die Arme in die Länge.

Ziehe Deine Schultern weit weg von Deinen Ohren.

Dein Hals fühlt sich dadurch länger an.

Spreize gleichzeitig Deine Finger weit auseinander.

Halte die Spannung.

Mit Deiner nächsten Ausatmung lasse die Schultern in ihre Ausgangsposition zurückgleiten und spüre dem nach.

Lasse los.

Wandere mit Deiner Aufmerksamkeit zu Deinem Kopf.

Dein Kopf ruht am Boden.

Hebe nun sanft den Kopf ein Stück vom Boden ab, wenn Du einatmest.

Spanne so Deinen Nacken an.

Halte die Anspannung.

Mit Deiner nächsten Ausatmung lasse Deinen Kopf wieder zu Boden sinken und spüre dem nach.

Lasse los.

Wandere mit Deiner Aufmerksamkeit zu Deinem Hinterkopf.

Sanft liegt Dein Hinterkopf auf der Unterlage auf.

Deine Kopfhaut fühlt sich entspannt an.

Ziehe nun Dein Kinn in Richtung Brustbein.

Mache ein sanftes Doppelkinn und bringe etwas Länge in Deinen Nacken hinein, wenn Du einatmest.

Halte die Spannung.

Mit Deiner nächsten Ausatmung finde wieder in Deine Ausgangsposition zurück und spüre dem nach.

Lasse los.

Wandere mit Deiner Aufmerksamkeit in Dein Gesicht.

Stelle Dir nun vor, Du beißt in eine Limette (oder Zitrone als Variation) und machst ein limettensaures (zitronensaures) Gesicht.

Spanne so Deine Stirn, Deine Augen, Deine Nase, Deinen Mund und Deinen Kiefer an, wenn Du einatmest.

Kräusle zusätzlich alles zu Deiner Nasenspitze hin.

Halte die Spannung.

Mit Deiner nächsten Ausatmung lasse Deine Gesichtszüge weich werden und spüre dem nach.

Lasse los.

Wandere mit Deiner Aufmerksamkeit zu Deinem ganzen Körper.

Spanne nun Deinen ganzen Körper während der Einatmung an.

Hebe Deine Arme und Deine Beine ein paar Zentimeter vom Boden ab.

Balle gleichzeitig Deine Hände zu Fäusten und spanne Dein Gesäß an.

Ziehe die Bauchdecke nach innen oben und hebe Deinen Brustkorb ein Stück vom Boden an.

Öffne Dein Herz.

Löse Deinen Kopf ein Stück vom Boden und spanne Deinen Nacken an.

Beiße in Deiner Vorstellung in eine Limette (oder Zitrone) hinein und spanne alle Gesichtsmuskeln an.

Öffne auch Deine Augen und strecke gleichzeitig Deine Zunge heraus.

Halte noch immer die ganze Körperspannung.

Lasse jetzt mit Deiner nächsten Ausatmung alles los und lasse dabei einen tiefen Seufzer aus Deinem Munde entweichen.

Spüre dem nach.

Lasse los.

(Wenn Du möchtest, kannst Du dies noch einmal wiederholen)

Du fühlst Dich ruhig, gelöst und entspannt.

Du bist ruhig, gelöst und entspannt.

Lenke Deine Aufmerksamkeit wieder auf Deinen Körper zurück.

Wie fühlst Du Dich?

Schenke Deine Aufmerksamkeit Deinem Atem.

Lasse Deine Atemzüge wieder tiefer und intensiver werden.

Du fühlst Dich frisch und lebendig.

Dein Körper ist wieder bereit für Bewegung.

Räkle und strecke Dich, so wie am Morgen, wenn Du aufstehst.

Öffne Deine Augen, wenn dies nicht schon längst geschehen ist.

Nimm Dir die Zeit, die Du brauchst, um über Deine Lieblingsseite wieder zum Sitzen zu kommen.

Wenn sich Dein Kreislauf stabilisiert hat, finde zum Stehen zurück.

Danke, dass Du mich auf diese Reise begleitet hast.

Passive „Progressive Muskelentspannung"

Info: Du kannst diese „Passive PMR" im Anschluss an die „Aktive PMR" von vorher dranhängen oder sie einfach so vorlesen.

Hier ein Vorschlag zur **Einleitung**, falls Du sie nicht dranhängst:

Lasse uns den Moment nutzen, um unseren eigenen Körper wahrzunehmen.

Finde Dich dazu in einer komfortablen Position ein.

Sorge gut für Dich und Deinen Körper, denn Du hast nur diesen einen.

Für unsere heutige Entspannung würde ich Dir die Rückenlage empfehlen.

Schließe störende Faktoren aus.

Dazu gehört auch Dein Handy.

Hast Du es auf lautlos gestellt?

Jetzt ist Zeit für Dich und Zeit für Deinen Körper.

Mache es Dir auf Deinem Platz gemütlich.

Schließe nun Deine Augen und komme ganz bei Dir an.

Visuelle Ablenkungen können so leichter vermieden werden.

Lasse Deinen Kopf sanft von rechts nach links rollen.

Mit der Ausatmung rolle Deinen Kopf sanft zur Seite.

Mit der Einatmung findet Dein Kopf wieder zur Mitte zurück.

Lasse dabei das Ausatmen länger geschehen als das Einatmen.

Wiederhole dies gerne zur anderen Seite.

Dein Kopf bleibt nun ruhig auf Deinem Hinterkopf liegen.

Wir starten mit unserer „Passiven, Progressiven Muskelentspannung“.

Schenke Deinem Körper Deine uneingeschränkte Aufmerksamkeit.

Wandere nun gedanklich zu den Körperteilen, die ich Dir nennen werde.

Denke an sie, spüre sie und lasse sie los.

Leg Dein Augenmerk auf Deine Füße und auf Deine Beine.

Schließe dabei Deine Zehen mit ein.

Deine Füße, Deine Beine und Deine Zehen sind entspannt.

Du fühlst Dich ruhig, gelöst und entspannt.

Lege Dein Augenmerk auf Deine Hände und auf Deine Arme.

Schließe dabei Deine Finger mit ein.

Deine Hände, Deine Arme und Deine Finger sind entspannt.

Du fühlst Dich ruhig, gelöst und entspannt.

Lege Dein Augenmerk auf Dein Gesäß.

Dein Gesäß ist entspannt.

Du fühlst Dich ruhig, gelöst und entspannt.

Lege Dein Augenmerk auf Deinen ganzen Rücken.

Denke dabei an Deinen unteren, Deinen mittleren und Deinen oberen Rücken.

Schließe dazu Deine Bandscheiben mit ein.

Dein ganzer Rücken ist entspannt.

Du fühlst Dich ruhig, gelöst und entspannt.

Lege Dein Augenmerk auf Deinen Bauch und auf Deine Organe

Dein Bauch und Deine Organe sind entspannt.

Du fühlst Dich ruhig, gelöst und entspannt.

Lege Dein Augenmerk auf Deinen Schultergürtel.

Dein Schultergürtel ist entspannt.

Du fühlst Dich ruhig, gelöst und entspannt.

Lege Dein Augenmerk auf Deinen Nacken.

Deine gesamte Nackenmuskulatur ist entspannt.

Du fühlst Dich ruhig, gelöst und entspannt.

Lege Dein Augenmerk auf Dein Gesicht.

Dein ganzes Gesicht ist entspannt.

Du fühlst Dich ruhig, gelöst und entspannt.

Lege Dein Augenmerk auf Deine Kopfhaut.

Deine Kopfhaut ist entspannt.

Du fühlst Dich ruhig, gelöst und entspannt.

Spüre der Entspannung nach.

PAUSE.

Lenke Deine Aufmerksamkeit auf Deinen Atem.

Lasse Deine Atemzüge wieder tiefer und intensiver werden.

Unsere Reise neigt sich langsam dem Ende zu.

Es wird Zeit, wieder ins Hier und Jetzt zurückzukehren.

Bringe dafür eine sanfte Bewegung in Deinen Körper hinein.

Dies kann ein Strecken oder eine Mobilisation sein.

Finde Dich anschließend wieder in einer sitzenden Position ein.

Danke, dass Du mich auf diese gedankliche Körperreise begleitet hast.

Ich hoffe, Dir geht's gut.

Progressive Muskelentspannung – Lange Version

Finde Dich in einer komfortablen Position ein, in der Du gut entspannen kannst.

Für die heutige Körperreise empfehle ich Dir die Rückenlage, denn sie ist etwas länger als sonst.

Lasse uns den Moment nutzen, um unseren eigenen Körper wahrzunehmen und dabei zu entspannen.

Spüre auf Deiner Unterlage die Kontaktpunkte Deines Körpers.

Sollte ein Unwohlsein entstehen, unterlagere gerne Körperteile, damit Du gut liegen kannst.

Mache es Dir so bequem wie möglich.

Wenn Du leicht frierst, wickle Dich gerne in eine Decke ein oder ziehe Dir etwas Warmes über.

Dem Körper fällt es leichter zu entspannen, wenn ihm warm ist.

Schließe nun Deine Augen und komme ganz bei Dir an.

Gönne so auch Deinen Augen eine kleine Pause.

Visuelle Ablenkungen können so vermieden werden.

Lege Deinen Kopf entspannt auf Deinem Hinterkopf ab.

Somit kann auch Deine Kopfhaut leichter entspannen.

Erlaube Deinem Geist zur Ruhe zu kommen.

Parke Deine Gedanken in einem imaginären Raum.

Nach der Entspannung ist wieder Zeit für aufkommende Gedanken.

Ich lade Dich nun ein, durch An- und Entspannung Deiner Muskulatur zur Ruhe zu kommen und vorhandene Verspannungen in Deinem Körper zu lösen.

Deine Atmung unterstützt Dich dabei.

Mit der Einatmung spanne die Körperteile an, die ich Dir nennen werde.

Mit der Ausatmung löse die Anspannung in den genannten Körperteilen.

Lasse uns mit unserer Körperreise beginnen.

Kralle nun all Deine Zehen ein.

Nicht zu fest und nicht zu leicht.

Löse abrupt diese Anspannung auf und lasse los.

Spüre dem nach.

Spanne nun Dein rechtes Bein an.

Beuge Deine Zehen in Richtung Nasenspitze und schiebe die Ferse ganz weit weg von Dir.

Spanne so Dein ganzes rechtes Bein an.

Intensiviere diese Anspannung, indem Du Dein rechtes Bein während der nächsten Einatmung ein paar Zentimeter vom Boden abhebst.

Halte die Spannung.

Löse die Anspannung auf und lasse mit Deiner nächsten Ausatmung Dein rechtes Bein zum Boden sinken.

Löse gleichzeitig die Anspannung in den Zehen auf.

Lasse los und spüre dem nach.

Spanne nun Dein linkes Bein an.

Beuge Deine Zehen in Richtung Nasenspitze und schiebe die Ferse ganz weit weg von Dir.

Intensiviere diese Anspannung, indem Du Dein linkes Bein während der nächsten Einatmung ein paar Zentimeter vom Boden abhebst.

Halte die Spannung.

Löse die Anspannung mit Deiner nächsten Ausatmung auf und lasse Dein linkes Bein zum Boden sinken.

Löse gleichzeitig die Anspannung in den Zehen auf.

Lasse los und spüre dem nach.

Spanne nun Deine dominante Hand an, indem Du eine Faust bildest.

Vergrößere diese Anspannung und weite sie auf den ganzen Arm aus.

Intensiviere Deine Anspannung, indem Du den Arm während der nächsten Einatmung ein paar Zentimeter vom Boden abhebst.

Halte die Spannung.

Löse die Anspannung mit Deiner nächsten Ausatmung und lasse Deinen Arm und Deine dominante Hand zum Boden sinken.

Löse gleichzeitig Deinen Faustschluss.

Lasse los und spüre dem nach.

Spanne nun Deine andere Hand an, indem Du eine Faust bildest.

Vergrößere die Anspannung und weitere sie auf den ganzen Arm aus.

Intensiviere Deine Anspannung, indem Du den Arm während der nächsten Einatmung ein paar Zentimeter vom Boden abhebst

Halte die Spannung.

Löse die Anspannung mit Deiner nächsten Ausatmung und lasse Deinen Arm und Deine Hand zum Boden sinken.

Löse gleichzeitig Deinen Faustschluss.

Lasse los und spüre dem nach.

Spanne nun Dein Gesäß an.

Intensiviere Deine Anspannung, indem Du während der nächsten Einatmung die Pobacken fest zusammenzwickst und Dein Gesäß vom Boden anhebst.

Halte die Spannung.

Löse die Anspannung mit Deiner nächsten Ausatmung in Deinem Gesäß und lege es wieder auf dem Boden ab.

Lasse los und spüre dem nach.

Ziehe nun während Deiner nächsten Einatmung Deine gesamte Bauchdecke nach innen in Richtung Wirbelsäule und nach oben.

Lasse Deine Bauchdecke durch diese Anspannung flach werden.

Halte die Spannung.

Löse die Anspannung mit Deiner nächsten Ausatmung und lasse den Bauch weich werden.

Lasse los und spüre dem nach.

Schiebe nun bei Deiner nächsten Einatmung Deine Schulterblätter in Richtung Gesäßtaschen und hebe Deinen Brustkorb ein klein wenig an.

Halte die Spannung.

Öffne gleichzeitig Dein Herz und lasse die Liebe zu Dir selbst und zu anderen fließen.

Löse die Anspannung mit Deiner nächsten Ausatmung und senke Deinen Brustkorb wieder.

Lasse los und spüre dem nach.

Du liegst entspannt auf dem Boden.

Schenke nun Deinen Schultern Deine Aufmerksamkeit.

Ziehe Deine Schultern mit Deiner nächsten Einatmung ganz nahe zu Deinen Ohren heran.

Stelle Dir dabei vor, Du liegst im warmen, weichen Sand.

Dein Hals fühlt sich nun kürzer an.

Halte die Spannung.

Löse die Anspannung mit Deiner nächsten Ausatmung und lasse die Schultern wieder weit weg von den Ohren sinken.

Lasse los und spüre dem nach.

Schenke noch einmal Deinen Schultern Deine Aufmerksamkeit.

Ziehe mit Deiner nächsten Einatmung die Arme in die Länge und ziehe die Schultern weit weg von den Ohren.

Dein Hals fühlt sich so länger an.

Intensiviere die Anspannung, indem Du Deine Finger weit fächerst.

Halte die Spannung.

Löse die Anspannung mit Deiner nächsten Ausatmung und lasse die Schultern und Deine Finger wieder in ihre Ausgangsposition zurückgleiten.

Lasse los und spüre dem nach.

Dein Kopf ruht entspannt auf dem Boden.

Die Anspannung in Deiner Kopfhaut weicht.

Hebe nun sanft mit Deiner nächsten Einatmung den Kopf ein Stück vom Boden ab und spanne Deinen Nacken an.

Halte die Spannung.

Löse die Anspannung mit Deiner nächsten Ausatmung und lege Deinen Kopf entspannt am Boden ab.

Löse auch die Anspannung in Deiner Kopfhaut.

Lasse los und spüre dem nach.

Ziehe nun während Deiner nächsten Einatmung Dein Kinn in Richtung Brustbein.

Mache ein sanftes Doppelkinn und lasse so eine angenehme Länge in Deinem Nacken entstehen.

Halte die Spannung.

Löse die Anspannung mit Deiner nächsten Ausatmung und lege den Kopf wieder in seine Ausgangsposition.

Lasse los und spüre dem nach.

Stelle Dir nun vor, Du beißt in eine Zitrone und machst ein zitronensaures Gesicht.

Spanne während Deiner nächsten Einatmung Deine Stirn, Deine Augen, Deine Nase und Deinen Mund an.

Alle Partien Deines Gesichtes kräuseln sich zu Deiner Nasenspitze hin.

Halte die Spannung.

Löse die Anspannung mit Deiner nächsten Ausatmung und lasse es zu, dass Deine Gesichtszüge wieder ganz weich werden.

Lasse los und spüre dem nach.

Spanne nun mit Deiner nächsten Einatmung Deinen ganzen Körper an.

Hebe dazu Deine Arme und Deine Beine ein paar Zentimeter vom Boden ab.

Beuge Deine Zehen und schiebe die Fersen ganz weit weg von Dir.

Balle gleichzeitig Deine Hände zu zwei Fäusten.

Spanne Dein Gesäß und Deine Bauchdecke an.

Hebe Deinen Brustkorb ein Stück vom Boden ab.

Löse Deinen Kopf ein Stück vom Boden und spanne Deinen Nacken an.

Beiße in Deiner Vorstellung in eine Zitrone hinein und mache ein zitronensaures Gesicht.

Öffne Deine Augen und strecke gleichzeitig Deine Zunge heraus.

Halte diese große Anspannung.

Lasse mit Deiner nächsten Ausatmung und mit einem hörbaren, tiefen Seufzer alle Anspannung auf einmal los.

Lege alle angehobenen Körperteile entspannt auf dem Boden ab.

Lasse los und spüre dem nach.

Du fühlst Dich ruhig, gelöst und entspannt.

Du bist ruhig, gelöst und entspannt.

Lenke Deine Aufmerksamkeit wieder auf Deinen Körper zurück.

Wandere nun gedanklich zu den Körperteilen, die ich Dir nennen werde.

Spüre in sie hinein, entspanne und lasse sie los.

Wandere gedanklich zu Deinen Zehen, Deinen Füßen und zu Deinen Beinen.

Deine Füße, Deine Beine und Deine Zehen sind entspannt.

Du fühlst Dich ruhig, gelöst und entspannt.

Wandere gedanklich zu Deinen Fingern, Deinen Händen und zu Deinen Armen.

Deine Hände, Deine Arme und Deine Finger sind entspannt.

Du fühlst Dich ruhig, gelöst und entspannt.

Wandere gedanklich zu Deinem Gesäß.

Dein Gesäß ist entspannt.

Du fühlst Dich ruhig, gelöst und entspannt.

Wandere gedanklich zu Deinem Rücken.

Denke dabei an Deinen unteren, Deinen mittleren und Deinen oberen Rücken.

Dein ganzer Rücken ist entspannt.

Du fühlst Dich ruhig, gelöst und entspannt.

Wandere gedanklich zu Deinem Bauch und zu Deinen Bauchorganen.

Dein Bauch und Deine Bauchorgane sind entspannt.

Du fühlst Dich ruhig, gelöst und entspannt.

Wandere gedanklich zu Deinem Schultergürtel.

Dein Schultergürtel ist entspannt.

Du fühlst Dich ruhig, gelöst und entspannt.

Wandere gedanklich zu Deinem Nacken.

Deine gesamte Nackenmuskulatur ist entspannt.

Du fühlst Dich ruhig, gelöst und entspannt.

Wandere gedanklich zu Deinem Gesicht.

Dein ganzes Gesicht ist entspannt.

Du fühlst Dich ruhig, gelöst und entspannt.

Wandere gedanklich zu Deiner Kopfhaut.

Deine Kopfhaut ist entspannt.

Du fühlst Dich ruhig, gelöst und entspannt.

Spüre der Entspannung nach.

PAUSE.

Wie fühlst Du Dich?

Lausche und spüre in Deinen Körper hinein.

Gibt es noch eine Stelle, die Deiner Aufmerksamkeit Bedarf?

Dann schicke Deinen Atem bewusst dorthin und lasse los.

Rolle mit Deiner nächsten Ausatmung Deinen Kopf sanft nach rechts und mit Deiner nächsten Einatmung wieder zur Mitte zurück.

Lasse dabei das Ausatmen länger geschehen als das Einatmen.

Rolle mit Deiner nächsten Ausatmung Deinen Kopf sanft nach links und mit Deiner nächsten Einatmung wieder zur Mitte zurück.

Hole nun beide Beine zu Dir heran und entlaste Deinen unteren Rücken.

Möchtest Du Dich gerne hin- und herwiegen, dann komme dem Bedürfnis nach.

Es dürfen auch gerne kreisende Bewegungen sein.

Intensiviere Deine Atemzüge und finde wieder zum Sitzen zurück.

Wenn es nicht schon längst geschehen ist, öffne Deine Augen und nimm Deine Umgebung wieder wahr.

Danke, dass Du mich auf diese Körperreise begleitet hast.

PS: Du kannst anstatt Zitrone und zitronensauer auch Limette und limettensauer verwenden.

Ein Versuch mit Salz und salzig wäre auch möglich.

Progressive Muskelentspannung mit 7 Muskelgruppen

Die Zeit für eine kleine Auszeit zum Regenerieren und Entspannen kann beginnen.

Komme in einer für Dich bequemen Position auf Deiner Unterlage an.

Verwende gerne eine Decke, um das Gefühl von Behaglichkeit und Wärme entstehen zu lassen und hülle Dich darin ein.

Dadurch kann es Dir leichter fallen zu entspannen und loszulassen.

Wenn Du Dich an Deinem Platz eingefunden hast, schließe gerne Deine Augen.

Nimm Deinen Körper bewusst wahr.

Spüre ihn und horche in Dich hinein, ob er Dir noch etwas mitteilen möchte.

Vielleicht verlangt es ihm noch nach einer Unterlagerung oder einer Umpositionierung?

Dann komme diesem Wunsch nach.

Dafür haben wir noch einen Augenblick Zeit.

Hebe mit Deiner nächsten Einatmung Deinen dominanten Arm an und spanne ihn an.

Bilde gerne mit Deiner dominanten Hand eine Faust.

Halte die Anspannung.

Mit Deiner nächsten oder übernächsten Ausatmung löse die Anspannung, senke Deinen dominanten Arm zum Boden und öffne Deine Faust.

Hebe mit Deiner nächsten Einatmung Deinen anderen Arm an und spanne ihn an.

Bilde gerne mit Deiner Hand eine Faust.

Halte die Anspannung.

Mit Deiner nächsten oder übernächsten Ausatmung löse die Anspannung und senke Deinen Arm zu Boden und öffne Deine Faust.

Spanne mit Deiner nächsten Einatmung Dein ganzes Gesicht an.

Ziehe alle Gesichtsmuskeln zu Deiner Nasenspitze hin.

Halte die Anspannung.

Mit Deiner nächsten oder übernächsten Ausatmung löse die Anspannung.

Lasse Deine Gesichtszüge wieder ganz weich werden.

Mit Deiner nächsten Einatmung spanne Deinen Nacken an.

Hebe dazu Deinen Kopf ein kleines Stück vom Boden ab.

Halte die Anspannung.

Mit Deiner nächsten oder übernächsten Ausatmung löse die Anspannung und lege Deinen Kopf wieder entspannt am Boden ab.

Mit Deiner nächsten Einatmung spanne Deinen Bauch, Deinen Rücken, Deine Brustmuskulatur und Deine Schultern an.

Ziehe die Bauchdecke nach innen in Richtung Wirbelsäule und gleichzeitig nach oben, um Länge zu erzeugen.

Schiebe den Brustkorb sanft nach oben und ziehe die Schultern zu Deinen Ohren.

Halte die Anspannung.

Mit Deiner nächsten oder übernächsten Ausatmung löse die Anspannung und entspanne.

Bringe Deine Schultern wieder in ihre Ausgangsposition zurück.

Mit Deiner nächsten Einatmung spanne Dein dominantes Bein an.

Wenn es Dir möglich ist, hebe Dein Bein ein paar Zentimeter vom Boden ab und schiebe die Ferse ganz weit weg von Dir.

Beuge Deine Fußspitze und ziehe sie zur Nasenspitze hin.

Halte die Anspannung.

Mit Deiner nächsten oder übernächsten Ausatmung löse die Anspannung in Deinem dominanten Bein und entspanne in den Boden.

Mit Deiner nächsten Einatmung spanne Dein anderes Bein an.

Wenn es Dir möglich ist, hebe Dein Bein ein paar Zentimeter vom ab und schiebe die Ferse ganz weit weg von Dir.

Beuge Deine Fußspitze und ziehe sie zur Nasenspitze hin.

Halte die Anspannung.

Mit Deiner nächsten oder übernächsten Ausatmung löse die Anspannung in Deinem Bein und entspanne in den Boden.

Spüre dem nach.

Spanne mit Deiner nächsten Einatmung Deinen ganzen Körper an.

Mit Deiner nächsten oder übernächsten Ausatmung löse die Anspannung in Deinem Körper.

Spüre dem nach.

Lasse danach ein Räkeln oder ein Strecken Deines Körpers entstehen.

Dies darf gerne durch ein Seufzen oder Gähnen begleitet werden.

Öffne langsam wieder die Augen und fühle Dich entspannt.

Progressive Muskelentspannung mit 4 Muskelgruppen

Gib Dir etwas Zeit, um in Ruhe an Deinem Lieblingsplatz anzukommen.

Lerne Dich besser kennen und nimm Dich und Deinen Körper wahr.

Du wirst mit der Zeit merken, was Dir hilft, um leichter in den Zustand der Entspannung zu gleiten.

Bleibe wertfrei und geduldig.

Ruhe in Dir selbst.

Starten wir mit unserer kurzen Körperreise.

Mit Deiner nächsten Einatmung spanne beide Arme an und hebe sie ein klein wenig vom Boden ab.

Schließe dazu Deine Hände zu Fäusten.

Spanne an.

Mit Deiner nächsten Ausatmung löse die Anspannung und lege Deine Arme wieder auf dem Boden ab und öffne Deine Fäuste.

Mit Deiner nächsten Einatmung spanne Deine Nacken- und Gesichtsmuskulatur an.

Hebe dazu Deinen Kopf ein Stück vom Boden ab und kräusle alle Gesichtsmuskeln zu Deiner Nasenspitze hin.

Spanne an.

Mit Deiner nächsten Ausatmung löse die Anspannung und lege Deinen Kopf entspannt am Boden ab.

Lasse gleichzeitig Deine Gesichtsmuskulatur wieder weich werden.

Mit Deiner nächsten Einatmung spanne Deinen Bauch, Deinen Rücken, Deine Brustmuskeln und Deine Schultern an.

Spanne an.

Mit Deiner nächsten Ausatmung löse die Anspannung und lasse alles los.

Mit Deiner nächsten Einatmung spanne beide Beine an.

Wenn es Dir möglich ist, hebe beide Beine ein paar Zentimeter vom Boden ab.

Spanne an.

Mit Deiner nächsten Ausatmung löse die Anspannung und senke beide Beine wieder ab.

Nimm das Gefühl der Entspannung in Deinem Körper wahr.

Wenn Du möchtest, hole beide Beine zu Dir heran und entlaste Deinen unteren Rücken.

Wenn Du so weit bist, finde wieder zum Sitzen zurück.

Bestimmt hast Du in der Zwischenzeit schon Deine Augen geöffnet.

Progressive Muskelentspannung und der ganze Körper

Lege Dich auf Deine Matte und nimm eine bequeme Position ein.

Dazu kannst Du gerne Deine Augen schließen.

Nimm das sanfte Heben und das sanfte Senken Deines Brustkorbes oder Deiner Bauchdecke wahr.

Du kannst auch Beides gleichzeitig spüren.

Es ist Deine Zeit der Entspannung.

Dir soll es dabei gut und immer besser gehen.

Du nimmst so die Verbindung zum Anker Deines Lebens, Deiner Atmung auf.

Gib Dir ein wenig Zeit für Dein Atemerlebnis.

Lernt euch etwas besser kennen.

PAUSE.

Die Zeit der Entspannung kann beginnen.

Zeit, die Hektik des Alltags auszublenden und die Stille zu suchen.

Zeit, um einfach zu verweilen und anzukommen.

Spanne mit Deiner nächsten Einatmung gedanklich Deinen ganzen Körper an.

Versuche in Deiner Vorstellung alle Muskeln Deines Körpers anzuspannen.

Stelle Dir vor, wie Du beide Arme und beide Beine anspannst.

Deine Bauchdecke, Dein Rücken, Deine Brustmuskulatur und Deine Schultern spannen sich in Deiner Fantasie an.

Dein Nacken und Deine Gesichtsmuskulatur schließen sich dieser Anspannung an.

Halte gedanklich die Anspannung, lasse los und entspanne.

Du weißt nun schon, was gedanklich zu tun ist.

Wiederhole in Gedanken diese körperliche Anspannung, halte sie und lasse mit einem tiefen Seufzer alles los.

Spüre dem nach.

Konnte die Anspannung in Deinem Körper weichen?

Hat das Gefühl der Entspannung Einzug in Deinem Körper gehalten?

Das würde mich freuen.

Bringe nun eine wohltuende Bewegung in Deinen Körper und komme langsam und in Ruhe wieder bei Dir an.

PS: Du kannst diese gedankliche Anspannung auch in eine aktive Anspannung umwandeln.

Hinweise zum „Autogenen Training“

Autogenes Training ist ein Training, das auf Autosuggestion basiert.

Du solltest dabei immer die gleichen Formulierungen verwenden.

Durch das wiederholte Vorsagen von Gedankenformeln werden Körper und Psyche beeinflusst.

Es kommt zu einem Entspannungszustand.

Beginne mit den Grundübungen.

Du kannst Dir einzelne Abschnitte davon aussuchen und mit der Zeit ergänzen. Es kommt auch immer darauf an, wieviel Zeit Du hast.

Ich habe Dir auch Vorschläge für die Mittel- und die Oberstufe eingebaut.

Gib Dir Raum und Zeit.

Bei Bedarf informiere Dich noch genauer in entsprechenden Fachbüchern.

Das „Autogene Training“ ist nicht geeignet für Menschen mit einer akuten oder depressiven Psychose.

Es ist zum Beispiel für Schlafstörungen geeignet.

Bist Du Dir unsicher, dann konsultiere einen Arzt oder eine Ärztin und frage nach.

Autogenes Training – Lange Version

Du kannst diese Entspannungsreise auch verkürzen.

Ich habe sie für Dich in Abschnitte eingeteilt.

Einleitung und Ankommen

Nimm eine Körperhaltung ein, in der Du die nächsten Minuten möglichst bewegungsarm und achtsam entspannen kannst.

Ich würde Dir die Rückenlage empfehlen.

Bei Bedarf unterlagere Dir Körperteile für mehr Wohlbefinden.

Meist geht dabei das Augenmerk auf den unteren Rücken oder den Kopf.

Dir soll es gut und immer besser gehen.

Sollte Dir leicht kalt werden, dann wickle Dich in eine Decke ein.

Komme nun in Deiner Entspannungsposition an.

Werde Dir Deines Atems bewusst, ohne diesen beeinflussen zu wollen.

Spüre, wie Dein Atem ruhig und gleichmäßig fließt.

Er kommt und geht.

Er bringt mit der Einatmung neue Energie in Deinen Körper und gibt mit der Ausatmung alles nach außen ab, was Du nicht mehr brauchst.

Mit Deiner nächsten oder übernächsten Ausatmung schließe Deine Augen, wenn dies nicht schon längst geschehen ist.

Deine Augäpfel liegen sanft hinter Deinen Augenlidern.

Nimm nun die Kontaktpunkte Deines Körpers, mit Deiner Unterlage, wahr.

Sinke sanft in Deine Unterlage hinein.

Lasse alle Spannungsgefühle und negativen Gedanken über Deine Kopfkrone oder Deine Fußsohlen in die Erde abfließen.

Erlaube Deinem Körper zur Ruhe zu kommen.

Du bist ruhig, gelöst und entspannt.

Folge meinen Worten und stelle Dir in Gedanken die An- und Entspannung der genannten Körperregionen vor.

Diese Autosuggestion soll Dir helfen, Dich zu entspannen.

Grundstufen des Autogenen Trainings

Schwere-Übung:
Wiederhole die Sätze 3- bis 6-mal und lasse dazwischen eine Pause von ca. 20 bis 30 Sekunden entstehen.

Beginnen wir von unten nach oben.

Finde für Deine Füße einen guten Kontakt zum Boden.

Nimm Deine Füße und Deine Zehen bewusst wahr.

Sie geben Dir die Möglichkeit, sich fortzubewegen.

Sage Dir nun innerlich und in Gedanken folgenden Satz vor:

„Meine Zehen sind ganz schwer". (3-6x)

„Ich bin ganz ruhig, gelöst und entspannt".

„Mein rechter Fuß ist ganz schwer". (3 - 6x)

„Ich bin ganz ruhig, gelöst und entspannt".

„Mein linker Fuß ist ganz schwer“. (3 -6x)

„Ich bin ganz ruhig, gelöst und entspannt“.

„Mein rechtes Bein ist ganz schwer“. (3-6x)

„Ich bin ganz ruhig, gelöst und entspannt“.

„Mein linkes Bein ist ganz schwer“. (3-6x)

„Ich bin ganz ruhig, gelöst und entspannt“.

Nimm Deine Finger und Deine Hände bewusst wahr.

Sie geben Dir die Möglichkeit zu tasten, zu spüren, zu halten, zu streicheln, zu stützen und zu fühlen.

„Meine Finger sind ganz schwer“. (3-6x)

„Ich bin ganz ruhig, gelöst und entspannt“.

„Meine rechte Hand ist ganz schwer“. (3-6x)

„Ich bin ganz ruhig, gelöst und entspannt“.

„Meine linke Hand ist ganz schwer“. (3-6x)

„Ich bin ganz ruhig, gelöst und entspannt“.

Nimm Deine Arme bewusst wahr.

Sie helfen Dir bei vielen Bewegungsabläufen.

„Mein rechter Arm ist ganz schwer“. (3-6x)

„Ich bin ganz ruhig, gelöst und entspannt“.

„Mein linker Arm ist ganz schwer“. (3-6x)

„Ich bin ganz ruhig, gelöst und entspannt“.

Nimm Deine Schultern bewusst wahr.

Lasse den Ballast von Deinen Schultern fallen.

„Meine Schultern sind ganz schwer". (3-6x)

„Ich bin ganz ruhig, gelöst und entspannt".

Nimm Deinen Nacken bewusst wahr.

Der Kopf wird von ihm getragen.

„Mein Nacken ist ganz schwer". (3-6x)

„Ich bin ganz ruhig, gelöst und entspannt".

Nimm Dein Gesäß bewusst wahr.

Es hilft Dir bei vielen Bewegungsabläufen.

„Mein Gesäß ist ganz schwer". (3-6x)

„Ich bin ganz ruhig, gelöst und entspannt".

Nimm Deinen Bauch und Deine inneren Organe bewusst wahr.

Danke Deinem Bauch dafür, dass er die Funktion des zweiten Gehirns übernimmt.

Du kannst Dich auf Dein Bauchgefühl verlassen.

Ich danke für die Funktionalität meiner Organe, die ich zum Leben brauche.

„Mein Bauch ist ganz schwer". (3-6x)

„Ich bin ganz ruhig, gelöst und entspannt".

„Meine inneren Organe sind ganz schwer". (3-6x)

„Ich bin ganz ruhig, gelöst und entspannt“.

Nimm Deinen Rücken und Deine Wirbelsäule bewusst wahr.

Sie unterstützen mich bei vielen Bewegungsabläufen.

Meine Bandscheiben erfüllen ihre Funktion als Stoßdämpfer.

„Mein Rücken ist ganz schwer“. (3-6x)

„Ich bin ganz ruhig, gelöst und entspannt“.

Nimm Dein Gesicht bewusst wahr.

Nimm Deine Sinnesorgane wahr.

Mit Deinen Sinnesorganen kannst Du hören, sehen, riechen, schmecken und fühlen.

„Mein Gesicht ist ganz schwer“. (3-6x)

„Meine Sinnesorgane sind ganz schwer“. (3-6 x)

„Ich bin ganz ruhig, gelöst und entspannt“.

Nimm Deinen Körper bewusst wahr.

Bedanke Dich bei diesem Wunderwerk der Schöpfung.

„Mein Körper ist ganz schwer“. (3-6x)

„Ich bin ganz ruhig, gelöst und entspannt“.

Wärme-Übung:

Stelle Dir nun vor, die Sonne scheint auf Deinen Körper.

Du spürst die Wärme der Sonne auf Deiner Haut.

Vielleicht erscheint vor Deinem geistigen Auge das Bild einer Urlaubserinnerung?

Dann lasse es geschehen.

„Meine Zehen sind strömend warm“. (3-6 x)

„Ich bin ganz warm und entspannt“.

„Mein rechter Fuß ist strömend warm“. (3 -6x)

„Ich bin ganz warm und entspannt“.

„Mein linker Fuß ist strömend warm“. (3-6x)

„Ich bin ganz warm und entspannt“.

„Mein rechtes Bein ist strömend warm“. (3-6x)

„Ich bin ganz warm und entspannt“.

„Mein linkes Bein ist strömend warm“. (3-6x)

„Ich bin ganz warm und entspannt“.

„Meine Finger sind strömend warm“. (3-6x)

„Ich bin ganz warm und entspannt“.

„Meine rechte Hand ist strömend warm“. (3-6x)

„Ich bin ganz warm und entspannt“.

„Meine linke Hand ist strömend warm“. (3-6x)

„Ich bin ganz warm und entspannt“.

„Mein rechter Arm ist strömend warm“. (3-6x)

„Ich bin ganz warm und entspannt“.

„Mein linker Arm ist strömend warm". (3-6x)

„Ich bin ganz warm und entspannt".

„Meine Schultern sind strömend warm". (3-6x)

„Ich bin ganz warm und entspannt".

„Mein Nacken ist strömend warm". (3-6x)

„Ich bin ganz warm und entspannt".

„Mein Gesäß ist strömend warm". (3-6x)

„Ich bin ganz warm und entspannt".

„Mein Bauch ist strömend warm". (3-6x)

„Ich bin ganz warm und entspannt".

„Meine inneren Organe sind strömend warm". (3-6x)

„Ich bin ganz warm und entspannt".

„Mein Rücken ist strömend warm". (3-6x)

„Ich bin ganz warm und entspannt".

„Mein Gesicht ist strömend warm". (3-6x)

„Ich bin ganz warm und entspannt".

„Mein ganzer Körper ist strömend warm". (3-6x)

„Ich bin ganz warm und entspannt".

„Ich bin ganz warm". (3-6x)

Atem-Übung:

Lasse Deinen Atem geschehen.

Der Atem gleicht einer sanften Wellenbewegung des Meeres.

Ein und Aus.

„Mein Atem geht ruhig und gleichmäßig“. (3-6x)

„Es atmet mich“.

Herz-Übung:

Lege nun eine Hand auf Dein Herz.

Nimm Kontakt zu Deinem Herzen auf.

Sei dankbar für dieses Wunderwerk.

Vielleicht kannst Du Deinen Herzschlag wahrnehmen?

Höre auf Dein Herz.

Öffne Dein Herz für die Liebe zu Dir selbst und für andere.

„Ich öffne mein Herz für die Liebe“. (3-6x)

„Ich bin ganz ruhig, gelöst und entspannt“.

„Mein Herzschlag ist kräftig“. (3-6x)

„Mein Herz ist stark“.

Sonnengeflecht-Übung:

Lege gerne beide Hände auf Deinen Bauch und nimm Deine eigene Körperwärme wahr und gleichzeitig in Dich auf.

Die Wärme verteilt sich von Deinem Bauchnabel aus in alle Richtungen.

Stelle Dir dabei das Bild einer Sonne vor.

Um Deinen Bauchnabel herum ist der Planet Sonne.

Von dort aus werden wärmende und energiebringende Strahlen ausgesendet.

Ein Wohlfühlgefühl stellt sich bei Dir ein.

„Mein Sonnengeflecht ist strömend warm". (3-6x)

„Ich bin ganz ruhig, gelöst und entspannt".

Kopf-Übung:

Wende Dich nun Deiner Stirn zu.

Stelle Dir vor eine sanfte Brise weht über Deine Stirn.

„Meine Stirn ist angenehm kühl". (3-6x)

„Ich bin ganz ruhig, gelöst und entspannt".

Die Ruhe strömt durch meinen Körper, meinen Geist und meine Seele.

Ergänzung Gesicht:

Wenn Du möchtest, kannst Du diesen Teil gerne ergänzen und in Deine Autosuggestion mit einbauen.

Du könntest dies an Teil 1 „Schwere-Übung“ dranhängen.

Spüre nun in Dein Gesicht hinein.

„Mein Gesicht ist gelöst und entspannt“. (3-6x)

„Ich lasse alle Anspannungen in meinem Gesicht los“.

„Mein drittes Auge ist entspannt“. (3-6x)

„Ich lasse alle Anspannungen in meinem Gesicht los“.

„Meine Augenbrauen sind entspannt“. (3-6x)

„Ich lasse alle Anspannungen in meinem Gesicht los“.

„Meine Wangen sind entspannt“. (3-6x)

„Ich lasse alle Anspannungen in meinem Gesicht los“.

„Mein Kinn ist entspannt“. (3-6x)

„Ich lasse alle Anspannungen in meinem Gesicht los“.

„Mein Mund ist entspannt“. (3-6x)

„Ich lasse alle Anspannungen in meinem Gesicht los“.

„Mein Kiefer ist entspannt“. (3-6x)

„Ich lasse alle Anspannungen in meinem Gesicht los“.

„Meine Zunge ist entspannt“. (3-6x)

„Ich lasse alle Anspannungen in meinem Gesicht los“.

„Meine Nase ist entspannt“. (3-6x)

„Ich lasse alle Anspannungen in meinem Gesicht los“.

„Meine Ohren sind entspannt“. (3-6x)

„Ich lasse alle Anspannungen in meinem Gesicht los“.

„Meine Stirn ist entspannt“. (3-6x)

„Ich lasse alle Anspannungen in meinem Gesicht los“.

„Meine Kopfhaut ist entspannt“. (3-6x)

„Ich lasse alle Anspannungen in meinem Kopf los“.

„Meine Kopfkrone ist entspannt“. (3-6x)

„Ich lasse alle Anspannungen in meinem Kopf los“.

„Mein Gesicht und mein Kopf sind entspannt“. (3-6x)

„Ich lasse alle Anspannungen in meinem Gesicht und in meinem Kopf los“.

Ergänzung für Affirmationen Mittelstufe:

„Meine Familie ist voller Liebe und Vertrauen“. (3-6x)

„Mein Körper heilt sich selbst“. (3-6x)

„Meine Stimme ist klar und fest“. (3-6x)

Ergänzung für Affirmationen Oberstufe:

Reisen durch Geist und Seele.

„Begegne Deinem Ort der inneren Kraft“. (3-6x)

„Erinnere Dich an ein Urlaubserlebnis“. (3-6x)

„Begegne Deinem wahren Ich“.

Rücknahme:

Spüre in Deinen Körper hinein.

Wie geht es Dir?

Ich hoffe gut.

Bringe nun eine wohltuende Bewegung in Deinen Körper.

Räkle oder strecke Dich und fühle Dich wie neugeboren.

Fühle Dich, wie nach einem erholsamen Schlaf.

Mehr Ideen zum Autogenen Training findest Du in meinem Buch:

33 und mehr Körperreisen durch das Wunderwerk „Mensch“.

Körperreise in der Farbe „Blau“

Komme in Deiner Entspannungsposition an.

Wenn Du Dich noch kurz mobilisieren möchtest, dann gib diesem Bedürfnis gerne nach.

Dies kann ein Räkeln sein oder das Heranziehen beider Beine in die Entlastungsübung: „Päckchen“.

Schließe gerne Deine Augen, um besser wahrnehmen und innere Bilder vor Deinem geistigen Auge entstehen lassen zu können.

Stelle Dir nun die Farbe Blau vor.

Die Farbe Blau steht für Harmonie, Treue, Sympathie, Frieden, Vertrauen, Ehrlichkeit oder Kommunikation.

Stelle Dir nun vor Du bist am Meer oder an einem See.

Die Farbe des Wassers ist blau.

Lasse dieses Blau in Deiner Fantasie entstehen.

Das Wasser ist warm und lädt Dich ein, mit Deinen Füßen, in das Wasser zu gehen.

Dieses blaue Wasser ist ein ganz besonderes Wasser.

Es ist angereichert mit purer Energie.

Diese Energie kannst Du als blaues Licht wahrnehmen und sehen.

Du steigst barfuß in das Wasser und lässt den Blick in die Ferne schweifen.

Deine Füße treten in Kontakt mit dem Wasser.

Dein Körper beginnt die blaue Farbe über Deine Fußsohlen und Deine Zehen aufzusaugen.

Die Farbe wandert an Deinen Unter- und Oberschenkeln hinauf zu Deinen Hüften.

Deine Beine erstrahlen in der Farbe Blau.

Das blaue Licht möchte sich in Deinem Körper weiter verteilen und ausbreiten.

Das Blau erreicht Dein Gesäß und Deinen Bauch.

Die Farbe wandert weiter von Deinem Steißbein bis hinauf zu Deiner Halswirbelsäule.

Es nimmt eine Abzweigung über Deine Schultern zu Deinen Armen, Deinen Händen und zu jedem einzelnen Deiner Finger.

Dein Körper erstrahlt immer mehr in der Farbe Blau.

Dein Brustkorb wird ebenfalls in diese Farbe eingetaucht.

Die Farbe wandert weiter in Dein Gesicht, zu Deinem Hinterkopf und findet ihren Endpunkt an Deinem Scheitelpunkt des Kopfes.

Dieses Licht bildet gleichzeitig eine blaue Aura um Dich herum.

Du erscheinst als blaue Säule und wirst aufgetankt mit neuer Energie.

Wie fühlt sich das für Dich an?

Gib dem Körper Zeit, jede einzelne Zelle wieder aufzuladen.

Nimmst Du vielleicht Wärme wahr?

Bleibe wertfrei.

Nimmst Du vielleicht ein Kribbeln wahr, wo Dich das Licht sanft berührt?

Bleibe wertfrei.

Gedanken kommen und gehen.

Lasse sie vorbeiziehen, wie die Wolken am Himmel.

Zu Beginn habe ich Dir etwas über die Bedeutung der Farbe Blau erzählt.

Ich wiederhole es gerne noch einmal für Dich.

Die Farbe Blau steht für Harmonie, Treue, Sympathie, Frieden, Vertrauen, Ehrlichkeit oder Kommunikation.

Welches Wort spricht Dich an?

Welches Gefühl entsteht dabei in Dir?

Harmonie, Treue und Vertrauen sind wichtig für eine Beziehung.

Ebenso die Ehrlichkeit und die Sympathie.

Ehrlichkeit bedeutet die Wahrheit zu sagen, auch wenn wir das manchmal nicht hören wollen oder es unangenehm ist.

Nach einem längeren Nachdenken merkt man oft, dass ein Körnchen Wahrheit dahintersteckt.

Es hilft einem, wieder in die Spur zu kommen oder Verhaltensmuster zu ändern.

Jemand meint es gut mit Dir und das nennt man „Freundschaft".

Frieden wünschen wir uns alle für diese Welt.

Versuchen wir unseren Teil dazu beizutragen.

Was löst das Wort „Kommunikation“ in Dir aus?

Kannst Du Dich gut ausdrücken?

Findest Du immer die richtigen Worte oder hast Du ab und zu einen Frosch im Hals?

Bist Du bereit den ersten Schritt zu wagen oder wartest Du ab?

Kannst Du Brücken bauen und auf andere zugehen?

Findest Du Dich hier irgendwo wieder?

Bleibe wertfrei.

Du siehst sehr schön in der Farbe Blau aus.

Wie fühlst Du Dich?

Ich hoffe gut.

Dein Körper ist mit neuer Energie aufgefüllt.

Das blaue Licht wird schwächer und verschwindet aus Deinem Körper.

Es nimmt alles mit, was Du nicht brauchst.

Verabschiede Dich von Kummer, von Sorgen, von Ängsten oder von Nöten.

Lasse es zu, dass sich Deine Verspannungen und Deine Anspannungen lösen.

Erlaube Deinem Körper loszulassen und seinen Ballast abzuwerfen.

Im Wasser ist genügend Platz dafür.

Verweile hier für einen Moment.

PAUSE.

Das blaue Licht findet sich im Wasser wieder, es hat seine Arbeit getan.

Es war ein sehr schönes Erlebnis.

Du steigst wieder aus dem Wasser heraus.

Nimm Deinen mit Energie aufgetankten Körper wieder wahr.

Es entsteht der Wunsch nach Bewegung.

Räkle Dich, strecke Dich und gähne so wie am Morgen, wenn Du aufstehst.

Du fühlst Dich ruhig, gelöst und entspannt.

Du hast Deinen Akku wieder aufgeladen.

Eine grüne Perle geht auf Reisen

Ich lade Dich auf eine wohltuende Reise durch Deinen Körper ein.

Richte Dich dazu bequem auf Deinem Entspannungsplatz ein.

Und zwar so, dass es Dir gut und immer besser geht.

Finde Dich in einer sitzenden oder in einer liegenden Position ein.

Ich bin mir sicher, Du findest genau das Richtige für Dich.

Zu unserer heutigen Körperreise habe ich uns eine grüne Perle eingeladen.

Stelle Dir nun vor Deinem geistigen Auge diese grüne Perle vor.

Du entscheidest die Größe und die Form dieser Perle.

Die Farbe „Grün“ steht für das Sinnbild des Lebens.

Wir verbinden damit das Glück, wenn Du zum Beispiel an ein vierblättriges Kleeblatt denkst.

Die Farbe „Grün“ steht auch für die Hoffnung und für die Zufriedenheit.

Sie wirkt erholsam und ausgleichend zugleich.

Die Farbe „Grün“ kann Körper und Geist in Einklang bringen.

Bist Du neugierig geworden?

Dann lasse unsere Reise beginnen und heiße die Farbe „Grün“ willkommen.

Neben den farblichen Bedeutungen hat die Perle auch eine besondere Eigenschaft.

Sie kann Energie und Wärme abgeben.

Gleichzeitig hat sie genügend Platz für Deinen Ballast.

Sie kann alles aufnehmen, was Du nicht mehr brauchst.

Sie saugt Kummer und Sorgen auf.

Der Platz dafür scheint unendlich.

Bist Du bereit?

Dann lassen wir die grüne Perle auf ihre Reise gehen.

Wenn es eine Stelle gibt, an der Du länger verweilen möchtest, dann mache das gerne.

Wir beginnen auf Deiner rechten Körperhälfte.

Der Startpunkt der Perle ist Deine rechte Fußsohle und Deine rechten fünf Zehen.

Los geht es beim „Großen Zeh".

Die Perle berührt sanft die genannten Körperteile.

Die grüne Perle hinterlässt ihre Farbe auf Deinem Körper und taucht ihn in ein grünes Licht.

Lasse diese Farbe auf Dich wirken.

Bleibe dabei wertfrei.

Ihr Weg führt weiter zu Deiner Ferse, Deiner Achillessehne und Deiner Wade.

Sie umkreist Dein rechtes Knie und wandert über Deinen rechten Oberschenkel hinauf in Dein rechtes Hüftgelenk.

Dort nimmt sie Kontakt zu Deinem Becken auf.

Die Reise geht weiter zu Deinem Rücken.

Die grüne Perle startet an Deinem Steißbein und wandert bis hinauf zu Deiner Halswirbelsäule.

Wirbel für Wirbel bahnt sie sich ihren Weg nach oben.

Dein Atlas und der Axis werden ebenso umkreist.

Die Reise geht weiter zu Deinem rechten Schultergelenk.

Die Perle nimmt die Abzweigung zu Deinem rechten Arm, zu Deiner rechten Hand und zu den rechten fünf Fingern Deiner rechten Hand.

Sie kehrt zurück und umkreist dabei Deinen rechten Ellbogen.

Deine Achselhöhle und Deine rechte Brustkorbseite werden in den Weg mit eingebaut.

Die Perle wandert weiter zu Deinem Nacken und zu Deinem Kopf.

Sie findet ihren Weg über die rechte Kopfhaut und über die rechte Gesichtshälfte nach oben.

Schließlich erreicht sie den höchsten Punkt Deines Kopfes.

Sie kommt an Deinem Scheitelpunkt an.

Spüre in Deine Kopfkrone hinein.

Spüre in Deine rechte Körperhälfte hinein.

Verweile hier für einen Moment.

Nimm einfach nur wahr.

Wie fühlt sich Deine grüne Körperhälfte an?

Wie fühlt sich Deine andere Körperhälfte an?

Nimm dieses grüne Licht an und fülle Deinen Körper mit neuer Energie auf.

Lasse diese Energie bis in Deine kleinste Zelle hineinfließen.

Setzen wir die Körperreise fort.

Die Reise geht auf Deiner linken Körperseite weiter.

Vom Scheitelpunkt des Kopfes hinunter bis zu Deinem Nacken.

Dabei findet die grüne Perle ihren Weg über die linke Gesichtshälfte und die linke Kopfhaut.

Die Perle biegt zu Deinem linken Schultergelenk ab und setzt ihren Weg zu Deinem linken Arm fort.

Deiner linken Hand und Deinen linken fünf Fingern wird ebenso Beachtung geschenkt.

Auf dem Rückweg zum Schultergelenk umkreist sie Deinen linken Ellbogen.

Sie schließt Deine Achselhöhle und Deinen linken Brustkorb mit ein.

Der Weg geht über die Wirbelsäule weiter nach unten.

Nun auf Deiner linken Körperseite.

Die Perle beginnt bei Atlas und Axis.

Es folgen die Halswirbeln, die Brustwirbeln, die Lendenwirbeln, das Kreuzbein und das Steißbein.

Die Perle denkt auch an Deinen Bauch und Deine inneren Organe.

Die linke Beckenseite ist erreicht.

Es geht über den linken Oberschenkel hinunter zum linken Knie.

Hier erfolgt wieder eine sanfte Umkreisung.

Schließlich folgt die Wade, die Ferse, die fünf Zehen und die linke Fußsohle.

Die Perle verabschiedet sich am linken großen Zeh von Deinem Körper.

Sie ist am Ziel angelangt und hat ihre Arbeit getan.

Wie fühlst Du Dich?

Dein ganzer Körper erstrahlt in der Farbe „Grün“.

Das sieht sehr schön aus.

Spürst Du, wie Körper und Geist in Einklang kommen?

Nimmst Du das Gefühl von Zufriedenheit wahr?

Bist Du glücklich?

Wenn Du so weit bist, bedanke Dich bei Deiner Perle und lasse sie ziehen.

Das grüne Licht entweicht sanft Deinem Körper.

Du fühlst Dich wohl.

Danke, dass Du Dich auf diese Farbreise eingelassen hast.

Ich wünsche Dir, dass Dir die Farbe „Grün“ hilft, Deinen Körper und Geist in Balance zu bringen.

Ich wünsche Dir „Glück“ und „Zufriedenheit“ für Dein Leben.

Eine rote Kugel geht auf Reisen

Mache es Dir in Deiner Entspannungsposition bequem.

Lege Dich so hin, dass es Dir gut und immer besser geht.

Bedarf es noch einer Anspannung oder einer Mobilisation, dann komme diesem Bedürfnis gerne nach.

Finde eine angenehme Position für Deine Arme und für Deine Beine.

Lasse Deine Handinnenseite in Richtung Decke schauen und sei bereit für eine neue Energieaufnahme.

Hast Du das Bedürfnis etwas abzugeben?

Dann wende Deine Handinnenseiten dem Boden zu.

Gib alles Negative in die Erde ab und lasse los.

Erlaube auch Deinen Augen zu entspannen.

Dazu schließe Deine Augen und lasse Deine Augäpfel entspannt und locker in den Augenhöhlen liegen.

Die Augenlider bedecken sanft Deine Augäpfel.

Man könnte es sich auch so vorstellen, dass eine kühlende Kompresse auf Deinen Augen liegt.

Lasse alle Anspannungen aus Deinem Körper weichen und erlaube der Entspannung den Einzug.

Brauchst Du eine Unterlagerung für Deine Knie oder Deinen Kopf?

Dann richte Dich gerne so ein.

Bei Bedarf wickle Dich in eine Decke ein.

Lasse Deinen Atem und damit Deinen Anker Deines Lebens geschehen.

Er begleitet Dich tagaus und tagein.

Er ist ein treuer Weggefährte.

Ich lade Dich auf eine Reise durch Deinen Körper ein.

Folge meinen Worten und stelle Dir zur Unterstützung eine rote Kugel vor.

Die Kugel berührt nacheinander einzelne Körperteile.

Durch die Berührung fühlt sich das angesprochene Körperteil entspannt und schwer an.

Die Farbe „Rot“ steht für das Leben, für die Liebe und für das Feuer in uns.

Die Farbe „Rot“ verbindet die Menschen auch mit dem Zustand der Wärme.

Du wählst für Dich, Deine Bedeutung der Farbe „Rot“ aus.

Mit jedem Atemzug sinkst Du immer mehr in Deine Unterlage.

Du fühlst Dich wohl.

Lasse uns auf der rechten Körperseite beginnen.

Die rote Kugel rollt sanft über Deine rechte Hand und über Deine rechten Finger.

Denke an sie, spüre sie und lasse alle Anspannungen in der rechten Hand und in Deinen rechten Fingern los.

Wärme durchströmt Deine rechte Hand und Deine rechten Finger.

Deine rechte Hand und Deine rechten Finger erstrahlen in der Farbe „Rot“.

Die rote Kugel rollt sanft über Deinen rechten Arm.

Denke an ihn, spüre ihn und lasse alle Anspannungen im rechten Arm los.

Wärme durchströmt Deinen rechten Arm.

Dein rechter Arm erstrahlt in der Farbe „Rot“.

Die rote Kugel rollt sanft über Deine rechte Schulter.

Denke an sie, spüre sie und lasse alle Anspannungen in der rechten Schulter los.

Wärme durchströmt Deine rechte Schulter.

Deine rechte Schulter erstrahlt in der Farbe „Rot“.

Die rote Kugel rollt sanft über Deine rechte Gesichtshälfte.

Denke an sie, spüre sie und lasse alle Anspannungen in Deiner rechten Gesichtshälfte los.

Wärme durchströmt Deine rechte Gesichtshälfte.

Dein Gesicht erstrahlt in der Farbe „Rot“.

Die rote Kugel rollt sanft über Deine rechte Kopfhaut.

Denke an sie, spüre sie, und lasse alle Anspannungen in Deiner rechten Kopfhaut los.

Wärme durchströmt Deine rechte Kopfhaut.

Deine Kopfhaut erstrahlt in der Farbe „Rot“.

Die rote Kugel rollt über Deinen Nacken.

Denke an ihn, spüre ihn, und lasse alle Anspannung in ihm los.

Wärme durchströmt Deinen Nacken.

Dein Nacken erstrahlt in der Farbe „Rot".

Die rote Kugel rollt sanft über Deinen Rücken.

Denke an ihn, spüre ihn und lasse alle Anspannungen in Deinem Rücken los.

Wärme durchströmt Deinen Rücken.

Dein Rücken erstrahlt in der Farbe „Rot".

Die rote Kugel rollt über Dein Gesäß.

Denke an Dein Gesäß, spüre es und lasse alle Anspannungen im Gesäß los.

Wärme durchströmt Dein Gesäß.

Dein Gesäß erstrahlt in der Farbe „Rot".

Die rote Kugel rollt sanft über Dein rechtes Bein.

Denke an Dein rechtes Bein, spüre es, und lasse alle Anspannungen im rechten Bein los.

Wärme durchströmt Dein rechtes Bein.

Dein rechtes Bein erstrahlt in der Farbe „Rot".

Die rote Kugel rollt über Deinen rechten Fuß und über Deine rechten Zehen.

Denke an Deinen rechten Fuß und Deine rechten Zehen, spüre sie, und lasse alle Anspannungen im rechten Fuß und in den rechten Zehen los.

Wärme durchströmt Deinen rechten Fuß und Deine rechten Zehen.

Dein rechter Fuß und Deine rechten Zehen erstrahlen in der Farbe „Rot".

Spüre in Deine rechte Körperseite hinein.

Nimm die Wärme wahr und lasse los.

Wie fühlt sich Deine rechte Körperseite an?

Wie fühlt sich die Farbe „Rot" für Dich an?

Wende Deine Aufmerksamkeit Deiner linken Körperseite zu.

Die rote Kugel rollt sanft über Deine linke Hand und Deine linken Finger.

Denke an sie, spüre sie, und lasse alle Anspannungen in der linken Hand und in Deinen linken Fingern los.

Wärme durchströmt Deine linke Hand und Deine linken Finger.

Deine linke Hand und Deine linken Finger erstrahlen in der Farbe „Rot".

Die rote Kugel rollt sanft über Deinen linken Arm.

Denke an ihn, spüre ihn, und lasse alle Anspannungen im linken Arm los.

Wärme durchströmt Deinen linken Arm.

Dein linker Arm erstrahlt in der Farbe „Rot".

Die rote Kugel rollt sanft über Deine linke Schulter.

Denke an sie, spüre sie und lasse alle Anspannungen in der linken Schulter los.

Wärme durchströmt Deine linke Schulter.

Deine linke Schulter erstrahlt in der Farbe „Rot".

Die rote Kugel rollt sanft über Deine linke Gesichtshälfte.

Denke an sie, spüre sie, und lasse alle Anspannungen in der linken Gesichtshälfte los.

Wärme durchströmt Deine linke Gesichtshälfte.

Deine linke Gesichtshälfte erstrahlt in der Farbe „Rot".

Die rote Kugel rollt sanft über Deine linke Kopfhaut.

Denke an sie, spüre sie, und lasse alle Anspannungen in Deiner linken Kopfhaut los.

Wärme durchströmt Deine linke Kopfhaut.

Deine Kopfhaut erstrahlt in der Farbe „Rot".

Die rote Kugel rollt über Deinen Nacken.

Denke an ihn, spüre ihn, und lasse alle Anspannung in ihm los.

Wärme durchströmt Deinen Nacken.

Dein Nacken erstrahlt in der Farbe „Rot".

Die rote Kugel rollt sanft über Deinen Brustkorb.

Denke an ihn, spüre ihn und lasse alle Anspannung im Brustkorb los.

Wärme durchströmt Deinen Brustkorb.

Dein Brustkorb erstrahlt in der Farbe „Rot".

Die rote Kugel rollt sanft über Deinen Bauch.

Denke an ihn, spüre ihn und lasse alle Anspannungen in Deinem Bauch los.

Wärme durchströmt Deinen Bauch.

Dein Bauch erstrahlt in der Farbe „Rot".

Die rote Kugel rollt sanft über Deine Hüfte und über Dein Becken.

Denke an sie, spüre sie und lasse alle Anspannung in Deiner Hüfte und in Deinem Becken los.

Wärme durchströmt Dein Becken und Deine Hüfte.

Dein Becken und Deine Hüfte erstrahlen in der Farbe „Rot".

Die rote Kugel rollt sanft über Dein linkes Bein.

Denke an Dein linkes Bein, spüre es, und lasse alle Anspannungen im linken Bein los.

Wärme durchströmt Dein linkes Bein.

Dein linkes Bein erstrahlt in der Farbe „Rot".

Die rote Kugel rollt über Deinen linken Fuß und Deine linken Zehen.

Denke an Deinen linken Fuß und Deine linken Zehen, spüre sie, und lasse alle Anspannungen im linken Fuß und in den linken Zehen los.

Wärme durchströmt Deinen linken Fuß und Deine linken Zehen.

Dein linker Fuß und Deine linken Zehen erstrahlen in der Farbe „Rot".

Die rote Kugel hat ihre Arbeit getan.

Wie fühlst Du Dich in der Farbe „Rot"?

Empfindest Du Wärme oder Liebe?

Spürst Du das Leben in Dir?

Lasse die rote Kugel weiterziehen und mit der Kugel auch das rote Licht.

Du fühlst Dich wohl.

Dein ganzer Körper wurde mit rotem Licht und mit neuer Energie aufgefüllt.

Ein herrliches Gefühl.

Bringe wieder Bewegung in Deinen Körper und öffne Deine Augen.

Vielleicht magst Du Deine Arme und Deine Beine ausschütteln?

Vielleicht spürst Du noch immer die Kugel auf Deiner Haut?

Fühle, wie die Anspannung der Entspannung Platz gemacht hat.

Danke, dass Du mich begleitet hast.

Körperreise in der Farbe „Gelb“

Ich lade Dich ein, mich gedanklich auf eine Körperreise zu begleiten.

Als Gast habe ich uns heute dazu die Farbe „Gelb“ eingeladen.

Wenn Du möchtest, schließe bitte Deine Augen, um virtuelle Ablenkungen zu vermeiden.

Erlerne das Gefühl der Körperwahrnehmung und der Entspannung.

Bleibe wertfrei und geduldig.

Betrachte unsere Körperreise als einen kleinen Wellnessurlaub.

Empfinde Leichtigkeit oder Schwere.

Jeder Mensch hat eine andere Körperwahrnehmung und so ist es gut.

Vielleicht nimmst Du auch Wärme oder ein Kribbeln wahr?

Die Farbe „Gelb“ steht für einen scharfen Verstand und Intellekt.

Ferner verbindet man damit Heiterkeit, Wärme oder Optimismus.

Konzentriere Dich nun auf Deinen Körper.

Wende Deine Aufmerksamkeit Deinem rechten Arm zu.

Lasse ihn locker und entspannt auf dem Boden liegen.

Spüre die Kontaktpunkte des rechten Armes auf dem Boden.

Wie fühlt sich Dein rechter Arm an?

Schließe dabei auch Deine rechte Hand und Deine rechten Finger mit ein.

Bringe Länge in jeden einzelnen Finger und lasse los.

Tauche nun Deinen rechten Arm, Deine rechte Hand und Deine rechten Finger in die Farbe „Gelb“ ein.

Spüre dem nach.

Wende Deine Aufmerksamkeit Deinem linken Arm zu.

Lasse ihn locker und entspannt auf dem Boden liegen.

Spüre die Kontaktpunkte des linken Armes auf dem Boden.

Wie fühlt sich Dein linker Arm an?

Schließe dabei auch Deine linke Hand und Deine linken Finger mit ein.

Bringe Länge in jeden einzelnen Finger und lasse los.

Tauche nun Deinen linken Arm, Deine linke Hand und Deine linken Finger in die Farbe „Gelb“ ein.

Spüre dem nach.

Die Reise geht weiter zu Deinem Rücken.

Nimm Deinen ganzen Rücken wahr.

Spüre die Kontaktpunkte Deines Rückens auf dem Boden und lasse los.

Wie fühlt sich Dein Rücken an?

Nimm Deinen Rücken vom Steißbein bis nach oben zu Deiner Halswirbelsäule wahr.

Schließe Deine Bandscheiben in diese Aufmerksamkeit mit ein.

Lasse nun Deine Rückenmuskulatur schwer werden und entspanne sie in den Boden.

Tauche nun Deinen ganzen Rücken und Deine Bandscheiben in die Farbe „Gelb“ ein.

Spüre dem nach.

Nimm Dein Gesäß wahr.

Spüre die Kontaktpunkte Deines Gesäßes auf dem Boden und lasse los.

Wie fühlt sich Dein Gesäß an?

Lasse Deine Gesäßmuskulatur schwer werden und entspanne sie in den Boden.

Tauche Dein Gesäß in die Farbe „Gelb“ ein.

Spüre dem nach.

Nimm Deinen Schultergürtel wahr.

Spüre die Kontaktpunkte Deiner Schultern auf dem Boden und lasse los.

Wie fühlen sich Deine Schultern an?

Lasse Deinen Schultergürtel schwer werden und entspanne ihn in den Boden.

Tauche Deinen Schultergürtel in die Farbe „Gelb“ ein.

Spüre dem nach.

Lenke Deine Aufmerksamkeit in Deine Beine und in Deine Füße.

Schließe dabei Deine Zehen mit ein.

Spüre die Kontaktpunkte Deiner Beine, Deiner Füße und Deiner Zehen auf dem Boden und lasse los.

Wie fühlen sich Deine Beine, Deine Füße und Deine Zehen an?

Lasse die Muskulatur Deiner Beine, Deiner Füße und Deiner Zehen schwer werden und entspanne sie in den Boden.

Tauche Deine Beine, Deine Füße und Deine Zehen in die Farbe „Gelb“ ein.

Spüre dem nach.

Wende Deine Aufmerksamkeit Deinem Kopf und Deiner Kopfhaut zu.

Spüre die Kontaktpunkte des Kopfes und Deiner Kopfhaut auf dem Boden und lasse los.

Wie fühlt sich Dein Kopf an?

Wie fühlt sich Deine Kopfhaut an?

Lasse Deinen Kopf und Deine Kopfhaut schwer werden und entspanne sie in den Boden.

Tauche Deinen Kopf und Deine Kopfhaut in die Farbe „Gelb“ ein.

Spüre dem nach.

Wende Deine Aufmerksamkeit Deinem ganzen Körper zu.

Spüre die Kontaktpunkte Deines Körpers auf dem Boden und lasse los.

Wie fühlt sich Dein Körper an?

Lasse Deinen Körper schwer werden und entspanne ihn in den Boden.

Tauche Deinen Körper in die Farbe „Gelb“ ein.

Spüre dem nach.

Wie fühlst Du Dich in der Farbe „Gelb“?

Empfindest Du Wärme?

Wurde durch die Farbe „Gelb“ der Optimismus in Dir geweckt?

Nimm wahr und spüre nach.

Verweile hier noch für einen Moment in der Farbe „Gelb“.

Ich hole Dich dann wieder zurück.

PAUSE.

Verabschiede Dich von der Farbe „Gelb“.

Sie hat Deinen Akku wieder aufgeladen.

Lasse Deine Atemzüge wieder tiefer und intensiver werden

Öffne gerne wieder Deine Augen, wenn dies nicht schon längst geschehen ist.

Bringe wieder Bewegung in Deinen Körper und komme zum Sitzen zurück.

Wenn Dein Kreislauf wieder stabil ist, stehe wieder auf.

Sei bereit, für das was kommt.

Lerne Deinen Körper mit der Farbe „Orange“ besser kennen

Wähle für unsere heutige Körperreise Deine Entspannungsposition aus.

Entscheide Dich für ein bequemes Sitzen oder für ein angenehmes Liegen.

Daraus ergibt sich die Positionierung für Deine Beine.

Entscheidest Du Dich für die Rückenlage, dann kannst Du Deine Beine aufstellen und locker zueinander fallen lassen.

Oder streckst Du sie lieber entspannt am Boden aus?

Dann kannst Du Dir gerne Deine Beine als zwei Ströme vorstellen, die sich ihren Weg in die Erde bahnen.

Falls Du sitzt, finde auch da Deinen nötigen Halt, damit sich das Gefühl der Erdung und der Sicherheit einstellen kann.

Dadurch fällt Dir das Entspannen und das Loslassen auch etwas leichter.

Mit Deiner nächsten oder übernächsten Ausatmung finde eine angenehme Position für Deine Schultern.

Lasse sie bewusst nach unten sinken.

Packe alles, was Dich belastet in einen Rucksack hinein und stelle diesen ganz weit weg von Dir.

Zeit für Dich und Zeit für Deinen Körper.

Schließe Deine Augen oder senke sanft Deinen Blick.

Du gibst damit Deinen Augen die Möglichkeit zu regenerieren.

Wenn Deine Position für Dich stimmig ist, lasse uns beginnen.

Wende Deine Aufmerksamkeit Deinem Atem zu und nimm Dein persönliches Atemerlebnis wahr.

Mit der Einatmung wölbt sich Deine Bauchdecke sanft nach außen und ein energiereicher Atem strömt in Deinen Körper hinein.

Mit der Ausatmung wird Deine Bauchdecke wieder flacher und die verbrauchte Luft strömt aus Deinem Körper heraus.

Vielleicht nimmst Du auch das sanfte Anheben Deines Brustkorbes bei der Einatmung und das Absenken bei der Ausatmung wahr?

Beide Wahrnehmungen sind einzeln oder gemeinsam möglich.

Bleibe wertfrei.

Du kannst Dir auch gerne das Bild eines Luftballons vorstellen.

Gelangt Luft in den Luftballon gewinnt er an Größe und wenn die Luft entweicht, wird er wieder kleiner.

Gib Dir etwas Zeit, Dich und Deinen Atemrhythmus besser kennenzulernen.

Dein Atem kommt und geht ohne Dein Zutun.

Ich lade Dich nun ein, Deinen Körper von unten bis oben durchzugehen und gedanklich abzutasten.

Schenke den genannten Körperteilen Deine uneingeschränkte Aufmerksamkeit und lasse mit jeder Ausatmung immer mehr los.

Sinke mit jeder Ausatmung und mit jedem Loslassen tiefer in Deine gewählte Entspannungsposition hinein.

Erlaube Deinem Körper vorhandene Verspannungen abzugeben und Platz für die Entspannung zu machen.

Zur Unterstützung stelle ich Dir die Farbe „Orange“ zur Seite.

Tauche Deinen Körper in diese Farbe ein.

Sie steht für das Leben und wirkt stimmungsaufhellend.

Sie symbolisiert die Kräftigung und die Fröhlichkeit.

Wollen wir es gemeinsam probieren?

Lenke Deine Aufmerksamkeit auf Deine Zehen und auf Deine Fußsohlen.

Tauche sie in die Farbe „Orange“ ein.

Wandere zu Deinen Füßen und über Deine Fersen weiter zu Deinen Waden und zu Deinen Schienbeinen.

Die Farbe „Orange“ ist dabei Dein Wegbegleiter.

Spüre immer wieder in die Farbe hinein.

Nimm anschließend Kontakt zu Deinen Kniegelenken auf.

Die Reise geht weiter zu Deinen Oberschenkeln, Deinen Hüften und zu Deinem Becken.

Du schenkst Deine Aufmerksamkeit auch Deinem Gesäß.

Der untere Teil Deines Körpers ist in die Farbe „Orange“ eingehüllt.

Kannst Du es fühlen und spüren?

Lenke Deine Aufmerksamkeit auf Deinen unteren, Deinen mittleren und Deinen oberen Rücken.

Konzentriere Dich ganz auf Deine Wirbelsäule und auf jedes einzelne Wirbelgelenk.

Schließe in diese Aufmerksamkeit Deine Bandscheiben mit ein.

Schenke auch Deinem Atlas und die Axis über Deiner Halswirbelsäule Dein Augenmerk.

Spüre in Deinen Bauch und in Deine Bauchorgane hinein.

Dein Körper erstrahlt immer mehr in der Farbe „Orange“.

Hat diese Farbe vielleicht schon Licht und Wärme in Deinen Körper gebracht?

Lasse nun Dein Herz in der Farbe „Orange“ erstrahlen.

Nimm Deinen Darm, Deinen Magen, Deine Leber, Deine Galle, Deine Milz und Deine Bauchspeicheldrüse wahr.

Erlaube der Farbe „Orange“ Deine Organe zu kräftigen.

Erlebe Deinen Atem und wirf einen Blick auf Deine Lungen.

Nimm die Farbe „Orange“ mit Deinem Atem auf und verteile sie in Deinem ganzen Körper.

Die Reise geht weiter zu Deinen Schultergelenken, Deinen Schlüsselbeinen und zu Deinen Armen.

Beziehe dabei auch Deine Achselhöhlen und Deine Ellbogengelenke mit ein.

Wandere weiter zu Deinen Händen und zu jedem einzelnen Deiner Finger.

Streiche in Gedanken sanft über Deinen Nackenbereich und lasse los.

Wandere über Deine Kopfhaut weiter bis zum Scheitelpunkt Deines Kopfes.

Berühre gedanklich sanft Dein Gesicht.

Schenke Deinen Augen, Deiner Nase, Deinem Mund, Deinen Wangen, Deinem Kiefer und Deiner Stirn Deine Aufmerksamkeit und lasse los.

Nimm wahr, wie sich Deine Gesichtszüge beginnen zu entspannen.

Erlebe diesen Moment, ohne dabei zu bewerten.

Genieße.

Nimm auch wahr, wie Dein ganzer Körper in die Farbe „Orange“ eingehüllt ist.

Ich hoffe, Du empfindest es als angenehm.

Lenke Dein Bewusstsein noch einmal auf Deine Atmung.

Spüre das Heben und das Senken Deiner Bauchdecke und Deines Brustkorbes.

Es gleicht einer Welle.

Übertrage diese Bewegung auf Deinen ganzen Körper.

Lasse eine Wellenbewegung entstehen.

Mit dieser Wellenbewegung verabschiede Dich von der Farbe „Orange“.

Die Farbe verlässt wieder Deinen Körper.

Öffne langsam Deine Augen und nimm den Raum um Dich herum wieder wahr.

Mobilisiere, dehne, schüttle oder strecke Dich.

Wenn Du so weit bist, komme wieder entspannt zum Sitzen zurück.

Körperreise in der Farbe „Türkis“

Ich lade Dich ein, mich in Gedanken, auf eine Körperreise zu begleiten.

Wenn Du möchtest, schließe dazu Deine Augen.

Virtuelle Ablenkungen können so vermieden werden.

Lerne Deinen Körper besser kennen.

Wo im Körper befindet sich das Gefühl der Anspannung und wo der Entspannung?

Wie kann ich mir selbst durch Entspannung eine Linderung verschaffen?

Empfinde während Deiner Körperreise Leichtigkeit oder Schwere und bleibe dabei wertfrei.

Jeder Mensch hat eine andere Körperwahrnehmung.

Als Begleiter habe ich heute für Dich die Farbe „Türkis“ ausgewählt.

Es ist die Farbe der entwickelten Seele und öffnet die Tür zum spirituellen Wachstum.

Türkis sorgt für eine emotionale Ausgeglichenheit und kommuniziert zwischen dem Geist und dem Herzen.

Sie sorgt auch für eine gute Urlaubsstimmung.

Denk nur an das Bild eines türkisfarbenen Meeres.

Welche Bilder erscheinen vor Deinem geistigen Auge und welche Emotionen nimmst Du dabei wahr?

Finde Dich nun für unsere Reise in eine lockere und entspannte Position ein, so dass wir beginnen können.

Bleibe nun ganz bei Dir und Deinem Körper.

Störende Geräusche und kreisende Gedanken ziehen vorbei wie die Wolken am Himmel.

Tauche nach und nach Deinen Körper in die Farbe „Türkis“ ein.

Am Ende unserer Reise sollte Dein ganzer Körper in der Farbe „Türkis“ erstrahlen.

Wende Deine Aufmerksamkeit Deinem rechten Arm zu.

Spüre die Kontaktpunkte des rechten Armes auf dem Boden.

Wandere weiter zu Deiner rechten Hand und zu Deinen rechten Fingern.

Lasse Deinen rechten Arm, Deine rechte Hand und Deine rechten Finger locker und entspannt auf dem Boden liegen.

Nimm über Deine rechten Finger die Farbe „Türkis“ in Deinen Körper auf und beginne sie zu verteilen.

Wie fühlen sich Dein rechter Arm, Deine rechte Hand und Deine rechten Finger an?

Bringe Länge in Deinen ganzen rechten Arm und lasse los.

Spüre nach und lasse die Farbe „Türkis“ auf Dich wirken.

Wende Deine Aufmerksamkeit Deinem linken Arm zu.

Spüre die Kontaktpunkte des linken Armes auf dem Boden.

Wandere weiter zu Deiner linken Hand und zu Deinen linken Fingern.

Lasse Deinen linken Arm, Deine linke Hand und Deine linken Finger locker und entspannt auf dem Boden liegen.

Nimm über Deine linken Finger die Farbe „Türkis“ in Deinen Körper auf und beginne sie zu verteilen.

Wie fühlen sich Dein linker Arm, Deine linke Hand und Deine linken Finger an?

Bringe Länge in Deinen ganzen linken Arm und lasse los.

Spüre nach und lasse die Farbe „Türkis“ auf Dich wirken.

Wende Deine Aufmerksamkeit Deinem rechten Bein zu.

Spüre die Kontaktpunkte des rechten Beines auf dem Boden.

Wandere weiter zu Deinem rechten Fuß und zu Deinen rechten Zehen.

Lasse Dein rechtes Bein, Deinen rechten Fuß und Deine rechten Zehen locker und entspannt auf dem Boden liegen.

Nimm über Deine rechten Zehen die Farbe „Türkis“ in Deinem Körper auf und beginne sie zu verteilen.

Wie fühlen sich Dein rechtes Bein, Dein rechter Fuß und Deine rechten Zehen an?

Bringe Länge in Dein ganzes rechtes Bein und lasse los.

Spüre nach und lasse die Farbe „Türkis“ auf Dich wirken.

Wende Deine Aufmerksamkeit Deinem linken Bein zu.

Spüre die Kontaktpunkte des linken Beines auf dem Boden.

Wandere weiter zu Deinem linken Fuß und zu Deinen linken Zehen.

Lasse Dein linkes Bein, Deinen linken Fuß und Deine linken Zehen locker und entspannt auf dem Boden liegen.

Nimm über Deine linken Zehen die Farbe „Türkis“ in Deinem Körper auf und beginne sie zu verteilen.

Wie fühlen sich Dein linkes Bein, Dein linker Fuß und Deine linken Zehen an?

Bringe Länge in Dein ganzes linkes Bein und lasse los.

Spüre nach und lasse die Farbe „Türkis“ auf Dich wirken.

Wende Deine Aufmerksamkeit Deinem Rücken zu.

Spüre die Kontaktpunkte Deines Rückens auf dem Boden.

Wende Dich auch Deinen Wirbeln und Deinen Bandscheiben zu.

Lasse Deinen gesamten Rücken, Deine Wirbeln und Deine Bandscheiben locker und entspannt auf dem Boden liegen.

Nimm über Dein Steißbein die Farbe „Türkis“ in Deinem Körper auf und beginne sie zu verteilen.

Wie fühlen sich Dein Rücken, Deine Wirbeln und Deine Bandscheiben an?

Bringe Länge in Deinen Rücken und lasse los.

Spüre nach und lasse die Farbe „Türkis“ auf Dich wirken.

Wende Deine Aufmerksamkeit Deinem Gesäß zu.

Spüre die Kontaktpunkte Deines Gesäßes auf dem Boden und lasse los.

Wandere dabei auch zu Deinem Becken und zu Deinen Hüften.

Lasse Dein Gesäß, Dein Becken und Deine Hüften locker und entspannt auf dem Boden liegen.

Nimm über Dein Gesäß die Farbe „Türkis“ in Deinem Körper auf und beginne sie zu verteilen.

Wie fühlen sich Dein Gesäß, Dein Becken und Deine Hüften an?

Spüre nach und lasse die Farbe „Türkis“ auf Dich wirken.

Wende Deine Aufmerksamkeit Deinem Bauch zu.

Schließe dabei Deine inneren Organe mit ein.

Spüre in Deinen Bauch und in Deine inneren Organe hinein und lasse los.

Lasse Deinen Bauch und Deine Bauchorgane locker und entspannt.

Nimm über Deinen Bauchnabel die Farbe „Türkis“ in Deinem Körper auf und beginne sie zu verteilen.

Wie fühlen sich Dein Bauch und Deine Bauchorgane an?

Spüre nach und lasse die Farbe „Türkis“ auf Dich wirken.

Wende Deine Aufmerksamkeit Deinem Brustkorb zu.

Schließe Deine Rippenbögen und Dein Herz mit ein.

Spüre in Deinen Brustkorb, in Deine Rippenbögen und in Dein Herz hinein und lasse los.

Lasse Deinen Brustkorb, Deine Rippenbögen und Dein Herz locker und entspannt.

Nimm über Dein Herz die Farbe „Türkis“ in Deinem Körper auf und beginne sie zu verteilen.

Wie fühlen sich Dein Brustkorb, Deine Rippenbögen und Dein Herz an?

Spüre nach und lasse die Farbe „Türkis“ auf Dich wirken.

Wende Deine Aufmerksamkeit Deinem Gesicht zu.

Spüre in Dein Gesicht hinein und lasse los.

Lasse Dein Gesicht locker und entspannt.

Nimm über Deine Augen die Farbe „Türkis“ in Deinem Körper auf und beginne sie zu verteilen.

Wie fühlt sich Dein Gesicht an?

Spüre nach und lasse die Farbe „Türkis“ auf Dich wirken.

Wende Deine Aufmerksamkeit Deinen Schultern und Deinem Schultergürtel zu.

Spüre die Kontaktpunkte Deiner Schultern und Deines Schultergürtels auf dem Boden und lasse los.

Lasse Deine Schultern und Deinen Schultergürtel locker und entspannt auf dem Boden liegen.

Nimm über Deinen Schultergürtel die Farbe „Türkis“ in Deinem Körper auf und beginne sie zu verteilen.

Wie fühlen sich Deine Schulter und Dein Schultergürtel an?

Spüre nach und lasse die Farbe „Türkis“ auf Dich wirken.

Wende Deine Aufmerksamkeit Deinem Kopf und Deiner Kopfhaut zu.

Schließe Deinen Nacken mit ein.

Spüre die Kontaktpunkte des Kopfes, Deiner Kopfhaut und Deinen Nacken auf dem Boden und lasse los.

Lasse Deinen Kopf locker und entspannt auf dem Boden liegen.

Entspanne Deine Kopfhaut und Deinen Nacken.

Nimm über Deine Kopfhaut die Farbe „Türkis“ in Deinem Körper auf und beginne sie zu verteilen.

Wie fühlen sich Dein Kopf, Deine Kopfhaut und Dein Nacken an?

Spüre nach und lasse die Farbe „Türkis“ auf Dich wirken.

Wende Deine Aufmerksamkeit Deinem ganzen Körper zu.

Spüre die Kontaktpunkte Deines Körpers auf dem Boden und lasse los.

Lasse Deinen Körper locker und entspannt auf dem Boden liegen.

Nimm über Deine Kopfkrone die Farbe „Türkis“ in Deinem Körper auf und beginne sie zu verteilen.

Wie fühlt sich Dein ganzer Körper an?

Spüre nach und lasse die Farbe „Türkis“ auf Dich wirken.

Bleibe wertfrei.

PAUSE.

Es ist Zeit, sich von der Farbe „Türkis“ zu verabschieden.

Wie fühlst Du Dich?

Hat Dir die Farbe gutgetan?

Nimm nun einen tiefen Atemzug und lasse gerne einen tiefen Seufzer entstehen.

Ein Zeichen des Wohlbefindens und dass es Dir gut geht.

Öffne gerne wieder Deine Augen.

Wenn es Dir guttut, hole gerne beide Beine zu Dir heran und fühle Dich als Päckchen.

Gerne dürfen dabei kleine, kreisende Bewegungen entstehen.

Wenn Du so weit bist, komme über Deine Lieblingsseite wieder zum Sitzen zurück.

Danke, dass Du mich auf diese Körperreise begleitet hast.

Körperreise in der Farbe „Magenta“

Lasse alle Gedanken an Dir vorbeiziehen, wie die Wolken am Himmel.

Stelle Dir dazu gerne die Vögel am Himmelszelt vor.

Sie ziehen ihre Kreise und ihre Flugbahnen und fühlen sich dabei schwerelos und frei.

Eine Gedankenpause bremst die Hektik des Alltags.

Es fühlt sich gut an, abschalten zu können und zu Vertrauen, wie die Dinge ihren Lauf nehmen.

Vieles ist uns vorbestimmt.

Nehmen wir an, was das Leben für uns bereithält.

Lenke Deine Aufmerksamkeit in Deinen Körper hinein.

Wie fühlst Du Dich genau in diesem Moment?

Benötigst Du noch ein kurzes Langziehen oder Ausstrecken Deines Körpers?

Dann gib diesem Impuls nach.

Gib Deinen Armen und Deinen Händen, den Raum, den sie benötigen und lege sie dann in einer für Dich entspannten Position ab.

Schmiege Dich sanft in Deine Matte hinein.

Komme mit Deiner nächsten oder übernächsten Ausatmung an Deinem Platz an.

Fühle wie Du dabei immer mehr in den Zustand der Entspannung eintauchst.

Lege nun gerne Deine beiden Hände auf Deinen Bauch und schicke Deinen Atem in Deinen Bauchraum.

Spüre das sanfte Heben und das sanfte Senken Deines Bauches.

Nimm wahr, wie sich Dein Bauchraum mit Luft füllt und diese Luft wieder aus Deinem Körper ausströmt.

Gleich, wie wenn Du einen Luftballon aufbläst und die Luft wieder herausströmen lässt.

Die Energie des friedvollen Atems bleibt bei Dir.

Lenke nun Dein Augenmerk auf Deinen Körper.

Wie nimmst Du Dich selbst wahr?

Wie geht es Dir heute?

Hattest Du einen anstrengenden oder gar hektischen Tag?

Dann löse Dich davon und komme jetzt und hier in der Ruhe an.

Welche Empfindungen nimmst Du wahr und was spiegelt Dein Körper wider?

Werde nun Betrachter Deines Körpers und bleibe wertfrei.

Lerne auf Dein Bauchgefühl zu hören und vertraue Deiner Intuition.

Ich lade Dich nun auf eine Körperentdeckungsreise ein.

Als Begleiter habe ich für Dich heute Deinen Atem und die Farbe Magenta ausgesucht.

Die Farbe Magenta steht für Idealismus, Dankbarkeit oder Mitgefühl.

Spirituell gesehen wirkt sie sich positiv auf unsere Chakren und auf unsere Aura aus.

Nutzen wir diese Farbe und sprechen damit unserem Körper ein „Danke“ aus.

Mit jeder Einatmung tanke neue Energie auf und mit jeder Ausatmung lasse los.

Gehe mit Deiner Aufmerksamkeit zu Deinen Füßen und zu Deinen Fußsohlen.

Spüre in Deine großen Zehen, den zweiten Zehen, den dritten Zehen, den vierten Zehen und den kleinen Zehen hinein.

Haben sie Dir etwas zu erzählen?

Schenke ihnen Deine Aufmerksamkeit und lasse alle Anspannungen los.

Nimm über Deine kleinen Zehen die Farbe Magenta in Deinen Körper auf und beginne sie zu verteilen.

Gehe mit Deiner Aufmerksamkeit zu Deinen Unter- und Oberschenkeln.

Spüre auch in beide Kniegelenke hinein.

Haben sie Dir etwas zu erzählen?

Schenke ihnen Deine Aufmerksamkeit und lasse alle Anspannungen los.

Die Farbe „Magenta“ wandert weiter Deinen Körper hinauf und beginnt sich weiter zu verteilen.

Gehe mit Deiner Aufmerksamkeit zu Deinem Gesäß.

Hat Dir Dein Gesäß etwas zu erzählen?

Schenke ihm Deine Aufmerksamkeit und lasse alle Anspannungen los.

Lasse Dein Gesäß in der Farbe „Magenta“ erstrahlen.

Gehe mit Deiner Aufmerksamkeit zu Deinem Becken und zu Deinen Hüften.

Haben sie Dir etwas zu erzählen?

Schenke Ihnen Deine Aufmerksamkeit und lasse alle Anspannungen los.

Dein Becken und Deine Hüften erstrahlen in der Farbe „Magenta“.

Gehe mit Deiner Aufmerksamkeit zu Deiner Wirbelsäule.

Hat sie Dir etwas zu erzählen?

Schenke ihr Deine Aufmerksamkeit und lasse alle Anspannungen los.

Deine Wirbelsäule erstrahlt in der Farbe „Magenta“.

Gehe mit Deiner Aufmerksamkeit zu Deinem Bauch.

Der Bauch ist Dein sogenanntes zweites Gehirn.

Hat Dir Dein Bauch etwas zu erzählen?

Schenke ihm Deine Aufmerksamkeit und lasse alle Anspannungen los.

Dein Bauch erstrahlt in der Farbe „Magenta“.

Gehe mit Deiner Aufmerksamkeit zu Deinem Gesicht.

Was erzählt Dir Dein Gesicht?

Schenke ihm Deine Aufmerksamkeit und lasse alle Anspannungen in Deinem Gesicht los,

Dein Gesicht erstrahlt in der Farbe „Magenta“.

Gehe mit Deiner Aufmerksamkeit zu Deinen Armen, zu Deinen Händen und zu Deinen Fingern.

Was erzählen sie Dir?

Schenke ihnen Deine Aufmerksamkeit und lasse alle Anspannungen los.

Deine Arme, Deine Hände und Deine Finger erstrahlen in der Farbe „Magenta“.

Gehe mit Deiner Aufmerksamkeit zu Deinen Schultern.

Was erzählen sie Dir?

Schenke Ihnen Deine Aufmerksamkeit und lasse alle Anspannungen los.

Deine Schultern erstrahlen in der Farbe „Magenta“.

Gehe mit Deiner Aufmerksamkeit zu Deinem Kopf.

Was erzählt er Dir?

Schenke ihm Deine Aufmerksamkeit und lasse alle Anspannung los.

Entspanne auch Deine Kopfhaut.

Dein Kopf erstrahlt in der Farbe „Magenta“.

Gehe mit Deiner Aufmerksamkeit zu Deinem Herzen.

Dort entstehen Gefühle und der Herzschlag unseres Lebens.

Spüre in Dein Herz hinein.

Was spricht Dein Herz zu Dir?

Schenke ihm Deine Aufmerksamkeit und öffne Dein Herz.

Lass die Liebe zu Dir selbst und zu anderen frei fließen.

Lasse alle Anspannungen in Deinem Herzen los.

Dein Herz erstrahlt in der Farbe „Magenta“.

Gehe mit Deiner Aufmerksamkeit zu Deinem ganzen Körper.

Was erzählt er Dir?

Schenke ihm Deine Aufmerksamkeit und lasse alle Anspannungen los.

Dein ganzer Körper erstrahlt in der Farbe „Magenta“.

Du fühlst Dich ruhig, gelöst und entspannt.

Du bist ruhig, gelöst und entspannt.

Verweile hier für einen Moment und spüre nach.

Was löst die Farbe „Magenta“ bei Dir aus?

Ich hoffe, Du fühlst Dich wohl.

Intensiviere Deine Atmung und öffne langsam wieder Deine Augen.

Verabschiede Dich von der Farbe „Magenta“.

Sie hat ihre Arbeit getan.

Bringe wieder eine wohltuende Bewegung in Deinen Körper.

Stelle dazu gerne beide Beine auf und lasse die Knie langsam zu einer Seite in Richtung Boden sinken und wechsle dann die Seite.

Wenn Du möchtest, hole gerne beide Beine zu Dir heran und entlaste Deinen unteren Rücken.

Wenn Du so weit bist, komme wieder zum Sitzen zurück.

Ich hoffe Du konntest die Erkundung Deines Körpers genießen und die Hektik und Anspannung aus Deinem Körper vertreiben.

Wirbelsäulenmeditation in der Farbe „Weiß“

Nimm eine für Dich angenehme Meditationshaltung ein, so dass es Dir gut und immer besser geht.

Wenn Du möchtest, senke sanft Deine Augenlider und gönne auch Deinen Augen eine kleine Pause.

Finde eine angenehme Position für Deine Arme und für Deine Beine.

Folge den Bedürfnissen Deines Körpers.

Lenke Deine Aufmerksamkeit auf einen Punkt zwischen Deinen Augenbrauen und verweile dort für einen Moment.

Nimm Kontakt zu Deinem „Dritten Auge“ auf und spüre, wie es Dir leichter fällt, zu entspannen.

Wenn Deine Gedanken zur Ruhe gekommen sind, beginnen wir mit einer Reise entlang Deiner Wirbelsäule.

Stelle Dir vor, Deine Wirbelsäule nimmt über Dein Steißbein, die Farbe „Weiß“ auf und verteilt sie um und in Deine Wirbelsäule.

Nimm Dir dafür Zeit und gehe in Kreisbewegungen um jeden einzelnen Wirbel.

Beginne bei Deinem Steißbein, wandere weiter zu Deinem Kreuzbein.

Die Route führt über die Lendenwirbelsäule, die Brustwirbelsäule bis hinauf zur Halswirbelsäule.

Schließe dabei Deinen Atlas und die Axis mit ein.

Wenn es eine Stelle gibt, wo Du merkst, dass die kreisende Bewegung schwierig ist, verweile dort ein wenig mehr und schenke dieser Stelle bewusst Deine Aufmerksamkeit.

Zur Unterstützung kannst Du Deinen Atem dazunehmen.

Lasse Dir dafür Zeit.

Stelle Dir gedanklich vor, wie Deine Wirbelsäule immer intensiver in der Farbe „Weiß“ erstrahlt.

Die Farbe „Weiß“ steht für Reinheit, Ruhe, Ehrlichkeit, Klarheit, Vollkommenheit oder Leichtigkeit.

Was bewirken diese Worte bei Dir?

Kannst Du Dich damit identifizieren?

Bleibe dabei wertfrei.

Verweile hier für einen Moment.

Ich hole Dich dann wieder zurück.

PAUSE.

Spüre noch einmal in das weiße Licht hinein.

Wie fühlt sich Dein Körper jetzt an?

Du hast neue Energie aufgetankt und Deine Aura gestärkt.

Verabschiede Dich nun von dem weißen Licht.

Öffne Deine Augen und bringe wieder Bewegung in Deinen Körper.

Wenn Du so weit bist, komme wieder über Deine Lieblingsseite zum Sitzen zurück.

Vielleicht entdeckst Du etwas Weißes in Deiner Umgebung?

Selbstreflexion

Komme in einer für Dich entspannten Position an Deinem Lieblingsplatz an.

Senke sanft Deine Augenlider und finde Deinen Weg in die Stille und in die Entspannung.

Gib das Gewicht Deiner Arme und Deiner Beine in den Boden ab.

Dein ganzer Körper verschmilzt immer mehr mit Deiner Unterlage.

Das Gefühl der Leichtigkeit beginnt sich in Deinem Körper auszubreiten und vorhandene Spannungen nehmen ab.

Erlaube Dir, Deine Schmerzen, Deinen Kummer oder Deine Sorgen weiterziehen zu lassen, wie die Wolken am Himmel.

Schaffe Dir Raum für Ruhe und für Frieden.

Aufkommende Gedanken und hörbare Geräusche kommen und gehen so wie die Wolken am Himmel.

Du nimmst sie wahr, lässt sie aber weiterziehen.

Ein angenehmes Gefühl der Ruhe und der Stille strömen durch Deinen Körper und breiten sich aus.

Ich lade Dich nun ein, Kontakt zu Deinem Körper aufzunehmen und ihn wahrzunehmen.

Bleibe dabei wertfrei.

Stelle Dir vor, Du schaust in den Spiegel und siehst Dich selbst.

Heute wird aus einem kurzen Blick ein näheres Betrachten.

Wenn Dir der Blick in den Spiegel unangenehm ist, dann stelle Dir vor, Du schlüpfst aus Deinem physischen Körper heraus.

Du stehst Dir gegenüber und nimmst Dich wahr.

Genauso wie Du bist und so ist es gut, denn Du bist einzigartig.

Schaue Dich einmal genau an.

Wie nimmst Du Dein Äußeres wahr?

Lege ein Augenmerk auf Deine Arme, Deine Beine, auf Deinen ganzen Körper und erfreue Dich an seinem Anblick.

Es ist egal, ob Du groß oder klein bist.

Es ist unwichtig, ob Du dick oder dünn bist.

Es hat keine Bedeutung, wie lange Deine Arme oder Deine Beine sind.

Schau einmal genau in Dein Gesicht.

Was siehst Du?

Welche Augenfarbe hast Du?

Wie sieht Deine Nase aus?

Bleibe dabei wertfrei.

Wie sieht Dein Mund aus?

Es ist so schön, wenn Du lächelst.

Vielleicht entstehen dabei Grübchen, die herrlich anzuschauen sind?

Dein Lächeln verzaubert andere und lässt Dein Gesicht weicher werden.

Lachfalten sind viel schöner als Kummer- und Sorgenfalten.

Ein Gesicht kann viel erzählen und ausdrücken.

In ihm spiegelt sich das Leben wider.

An der Mimik kann man den Gefühlszustand eines Menschen erkennen.

Was nimmst Du wahr?

Richte Dein Augenmerk auf Deine Schultern.

Sind sie unbewusst hochgezogen?

Ist Deine Muskulatur verspannt oder liegt zu viel Ballast auf Deinen Schultern?

Was würde Dir helfen, damit sie sich wieder senken?

Ist Dein Körper nach vorne gebeugt oder aufgerichtet?

Gibt es einen Grund, warum Du Dich kleinmachst?

Lerne Dich so akzeptieren wie Du bist und so ist es gut.

Liebe Dich selbst und Dein Leben wird sich verändern.

Lenke nun Deinen Blick in Dein Innerstes.

Schau in Dein Herz hinein und nimm die Wesenszüge wahr, die Dich ausmachen.

Kannst Du Deine inneren Werte wahrnehmen und sehen?

Bleibe immer wertfrei.

Bist Du ein hilfsbereiter Mensch?

Bist Du gerne fröhlich?

Bist Du ehrlich?

Hast Du künstlerische Fähigkeiten und Fertigkeiten?

Bist Du sportlich?

Bist Du ein guter Zuhörer?

Ist auf Dich Verlass?

Findest Du Dich hier irgendwo wieder oder kannst Du dazu etwas ergänzen?

Siehst Du, wie einzigartig Du bist?

Vielleicht hast Du Dich noch nie so genau betrachtet?

Vielleicht schlummern Deine inneren Schätze noch im Verborgenen?

Dann wecke sie gerne auf.

Vielleicht stehst Du nicht gerne im Rampenlicht?

Das musst Du auch gar nicht.

Eines steht fest, Du bist und bleibst einzigartig.

Unser Leben ist uns vorbestimmt.

Nehmen wir es an und machen wir das Beste daraus, denn dann kannst Du jeden Tag beruhigt in den Spiegel schauen.

Sag „Ja“ zu Dir selbst.

Akzeptiere Dich so wie Du bist, und nimm Dich so an wie Du bist, und so ist es gut.

Wie fühlst Du Dich bei diesen Worten?

Verändert sich dabei etwas in Deinem Körper?

Vielleicht richtest Du Dich mehr auf?

Du siehst Dich auf einmal mit anderen Augen und Dir gefällt, was Du siehst.

Du schlüpfst wieder in Deinen Körper zurück.

Du fühlst Dich wohl.

Du atmest sanft ein und aus.

„Bin das wirklich ich?“

Du kannst es gar nicht glauben.

Wir zweifeln gerne an uns, obwohl es keinen Grund dafür gibt.

Die Medien gaukeln uns oft Ideale vor, die aber gekünstelt sind.

Lasse Dir nicht vorschreiben was perfekt ist.

Finde Dich und Deine inneren Werte.

Diese Werte, die man nicht sehen kann, sind Dein wertvolles Gut.

Öffne langsam wieder Deine Augen und nimm den Raum wahr, in dem Du Dich gerade befindest.

Bringe wieder Bewegung in Deinen Körper.

Du fühlst Dich ruhig, gelöst und entspannt.

Du fühlst Dich gestärkt und bestärkt.

Ich wünsche Dir, dass Du lernst, Dich so anzunehmen wie Du bist.

Du bist ein Unikat und so ist es gut.

Danke, dass Du mir vertraut hast und mich auf Deine eigene Reise begleitet hast.

Danke, dass Du einen längeren Blick in den Spiegel gewagt hast.

Regenbogenfarben

Du beginnst Dich auf Deine heutige Entspannung vorzubereiten.

Dazu richtest Du Dir Deinen ausgewählten Platz her.

Dazu gehören eine Unterlage, eine Decke oder eine Unterlagerung für Deinen Kopf oder Deinen Rücken.

Du schaltest Dein Handy auf lautlos und freust Dich darauf, Deinem Körper etwas Gutes zu tun.

Mache es Dir nun bequem und komme bei Dir und in Dir an.

Schließe dazu gerne Deine Augen.

Visuelle Ablenkungen können so vermieden werden.

Fühle und spüre nun bewusst in Deinen Körper hinein.

Starten wir mit einer kleinen Körperreise.

Deine Füße liegen schwer mit den Fersen auf dem Boden und entspannen in ihm.

Dabei fallen Deine Fußspitzen sanft nach außen.

Deine Arme und Deine Beine sind ganz schwer und entspannen in den Boden.

Dein Gesäß und Dein Rücken sind ganz schwer und entspannen in den Boden.

Dein Kopf ist ganz schwer und entspannt in den Boden.

Deine Kiefergelenke liegen sanft aufeinander.

Du gibst alle Anspannungen und alle Verspannungen in den Boden ab.

Stelle Dir nun eine Sonne vor.

Die Sonne schickt ihre Strahlen auf die Erde

Diese berühren Deine Haut und wärmen Dich.

Ferner füllen sie jede einzelne Zelle Deines Körpers mit neuer Energie auf.

Du bist ruhig, gelöst und entspannt.

Ich würde mich freuen, wenn Du mich auf einen kleinen Ausflug begleiten würdest.

Es ist ein warmer Tag und Du machst Dich zu einem kleinen Spaziergang auf.

Dein Weg führt Dich an einer grünen Wiese vorbei.

Stelle Dir diese Wiese vor Deinem geistigen Auge vor.

Um Dich herum gibt es viel zu sehen und zu entdecken.

Du musst nur genau hinschauen.

Diese Wiese ist eine besondere Wiese.

Auf ihr wachsen Blumen in den Farben des Regenbogens.

Die Farbpalette Rot, Orange, Gelb, Grün, Blau, Indigo und Violett wurden für Dich ausgesucht.

Die Blumen recken ihre Köpfe der Sonne entgegen, um das Licht aufzunehmen, damit sie versorgt sind und wachsen können.

Sie genießen, wie Du, diesen sonnigen Tag.

Die Blumenwiese wirkt beruhigend auf Dich.

Vögel fliegen am Himmelszelt und ziehen ihre Kreise.

Du atmest tief ein und aus und fühlst Dich frisch und lebendig.

Du entdeckst eine Bank und machst es Dir darauf bequem.

Betrachten wir die Farben des Regenbogens einmal näher.

Stelle Dir nun die Farbe „Rot" vor.

Mit jedem Atemzug nimmst Du die Farbe „Rot" in Deinem Körper auf und verteilst sie in ihm.

Die Farbe „Rot" steht für das Leben und für die Liebe.

Ebenso für das Feuer, das in jedem von uns steckt.

Fühlst Du Dich in der Farbe „Rot" wohl?

Verweile hier für einen Moment.

Verabschiede Dich von der Farbe „Rot" und sei bereit für eine neue Farbe.

Mit jedem Atemzug nimmst Du die Farbe „Orange" in Deinem Körper auf und verteilst sie in ihm.

Die Farbe „Orange" steht für das Leben.

Sie wirkt stimmungsaufhellend und weckt die Fröhlichkeit in uns.

Fühlst Du Dich in der Farbe „Orange" wohl?

Verweile hier für einen Moment.

Verabschiede Dich von der Farbe „Orange" und sei bereit für eine neue Farbe.

Mit jedem Atemzug nimmst Du die Farbe „Gelb" in Deinem Körper auf und verteilst sie in ihm.

Die Farbe „Gelb“ vermittelt Freude und man bekommt eine gute Laune.

Sie steht für einen scharfen Verstand und Intellekt.

Fühlst Du Dich in der Farbe „Gelb“ wohl?

Verweile hier für einen Moment.

Verabschiede Dich von der Farbe „Gelb“ und sei bereit für eine neue Farbe.

Mit jedem Atemzug nimmst Du die Farbe „Grün“ in Deinem Körper auf und verteilst sie in ihm.

Die Farbe „Grün“ steht für die Hoffnung, die Stabilität und für die Harmonie.

Fühlst Du Dich in der Farbe „Grün“ wohl?

Verweile hier für einen Moment.

Verabschiede Dich von der Farbe „Grün“ und sei bereit für eine neue Farbe.

Mit jedem Atemzug nimmst Du die Farbe „Blau“ in Deinem Körper auf und verteilst sie in ihm.

Die Farbe „Blau“ steht für Beruhigung und Erfrischung.

Sie hilft auch bei der Konzentration.

Fühlst Du Dich in der Farbe „Blau“ wohl?

Verweile hier für einen Moment.

Verabschiede Dich von der Farbe „Blau“ und sei bereit für eine neue Farbe.

Mit jedem Atemzug nimmst Du die Farbe „Indigo“ in Deinem Körper auf und verteilst sie in ihm.

Die Farbe „Indigo“ steht für Ruhe und Besonnenheit.

Fühlst Du Dich in der Farbe „Indigo“ wohl?

Verweile hier für einen Moment.

Verabschiede Dich von der Farbe „Indigo“ und sei bereit für eine neue Farbe.

Mit jedem Atemzug nimmst Du die Farbe „Violett“ in Deinem Körper auf und verteilst sie in ihm.

Die Farbe „Violett“ symbolisiert das Geheimnisvolle und Mystische.

Sie steht für eine tiefe Ruhe.

Fühlst Du Dich in der Farbe „Violett“ wohl?

Verweile hier für einen Moment.

Verabschiede Dich von der Farbe „Violett“ und spüre diesem Regenbogenerlebnis nach.

Wie fühlst Du Dich?

Du bist ruhig, gelöst und entspannt.

Verabschiede Dich von der Blumenwiese und mache Dich auf den Weg nach Hause.

Ich hoffe, die Regenbogenfarben haben Dir gefallen.

Bringe wieder eine Bewegung in Deinen Körper hinein und öffne Deine Augen.

Fühl Dich erfrischt und gestärkt.

Energetisierende und wärmende Körperreise

Richte Dich auf Deinem Entspannungsplatz ein und nimm Deinen Körper wahr.

Erspüre die Kontaktpunkte Deines Körpers auf dem Boden.

Finde eine angenehme Positionierung für Deine Arme und für Deine Beine.

Mit jedem weiteren Atemzug sinke tiefer in Deine Unterlage und lasse los.

Tauche immer mehr in die Welt der Entspannung ein.

Dein Atem begleitet Dich auf unserer heutigen Körperreise.

Mit Deiner Einatmung hebt sich Deine Bauchdecke.

Mit Deiner Ausatmung senkt sich Deine Bauchdecke.

Du kannst Deinen Atem auch in den Brustkorb lenken.

Mit Deiner Einatmung weiten sich Deine Rippenbögen.

Mit Deiner Ausatmung schließen sie sich wieder.

Wenn Du möchtest, darfst Du gerne in Deine Bauchdecke und gleichzeitig in Deine Rippenbögen atmen.

Zur Unterstützung oder leichteren Atemlenkung kannst Du gerne Deine Hände auf die gewünschte Stelle auflegen.

Nimm einfach nur wahr.

Jeder Atemzug hilft Dir immer mehr loszulassen und bei Dir anzukommen.

Lasse uns mit der Körperreise beginnen.

Bündle Deine Aufmerksamkeit auf Deine Zehen.

Spürst Du Deine Socken an Deinen Zehen?

Entsteht durch Dein Augenmerk ein leichtes Kribbeln in Deinen Zehen?

Vielleicht nimmst Du die freigesetzte Energie wahr?

Lasse das Gefühl der Wärme in Deinen Zehen entstehen.

Nimm alle Empfindungen in Deinen Zehen wahr und lasse los.

Lenke Deine Atmung in Deine Zehen und spüre nach.

Bündle Deine Aufmerksamkeit auf Deine Füße.

Spürst Du Deine Füße?

Entsteht durch Dein Augenmerk ein leichtes Kribbeln in Deinen Füßen?

Vielleicht nimmst Du die freigesetzte Energie wahr?

Lasse das Gefühl der Wärme in Deinen Füßen entstehen.

Nimm alle Empfindungen in Deinen Füßen wahr und lasse los.

Lenke Deine Atmung in Deine Füße und spüre nach.

Bündle Deine Aufmerksamkeit auf Deine Beine.

Spürst Du Deine Beine?

Entsteht durch Dein Augenmerk ein leichtes Kribbeln in Deinen Beinen?

Vielleicht nimmst Du die freigesetzte Energie wahr?

Lasse das Gefühl der Wärme in Deinen Beinen entstehen.

Nimm alle Empfindungen in Deinen Beinen wahr und lasse los.

Lenke Deine Atmung in Deine Beine und spüre nach.

Gibt es einen Unterschied zwischen dem rechten und dem linken Bein?

Bleibe wertfrei und nimm einfach nur wahr.

Bündle Deine Aufmerksamkeit auf Dein Becken und auf Deine Hüften.

Spürst Du Dein Becken und Deine Hüften?

Entsteht durch Dein Augenmerk ein leichtes Kribbeln in Deinem Becken und in Deinen Hüften?

Vielleicht nimmst Du die freigesetzte Energie wahr?

Lasse das Gefühl der Wärme in Deinem Becken und in Deinen Hüften entstehen.

Nimm all Deine Empfindungen in Deinem Becken und in Deinen Hüften wahr und lasse los.

Lenke Deine Atmung in Dein Becken und in Deine Hüften und spüre nach.

Bündle Deine Aufmerksamkeit auf Deinen Rücken.

Spürst Du Deinen Rücken?

Entsteht durch Dein Augenmerk ein leichtes Kribbeln in Deinem Rücken?

Vielleicht nimmst Du die freigesetzte Energie wahr?

Lasse das Gefühl der Wärme in Deinem Rücken entstehen.

Nimm all Deine Empfindungen in Deinem Rücken wahr und lasse los.

Lenke Deine Atmung in Deinen Rücken und spüre nach.

Bündle Deine Aufmerksamkeit in Deinen Bauch und in Deine Organe.

Spürst Du Deinen Bauch und Deine Organe?

Entsteht durch Dein Augenmerk ein leichtes Kribbeln in Deinem Bauch und in Deinen Organen?

Vielleicht nimmst Du die freigesetzte Energie wahr?

Lasse das Gefühl der Wärme in Deinem Bauch und in Deinen Organen entstehen.

Nimm all Deine Empfindungen in Deinem Bauch und in Deinen Organen wahr und lasse los.

Lenke Deine Atmung in Deinen Bauch und in Deine Organe und spüre nach.

Bündle Deine Aufmerksamkeit in Deine Fingerspitzen.

Spürst Du Deine Finger?

Entsteht durch Dein Augenmerk ein leichtes Kribbeln in Deinen Fingern?

Vielleicht nimmst Du die freigesetzte Energie wahr?

Lasse das Gefühl der Wärme in Deinen Fingerspitzen entstehen.

Nimm all Deine Empfindungen in Deinen Fingerspitzen wahr und lasse los.

Lenke Deine Atmung in Deine Fingerspitzen und lasse los.

Bündle Deine Aufmerksamkeit in Deine Hände.

Spürst Du Deine Hände?

Entsteht durch Dein Augenmerk ein leichtes Kribbeln in Deinen Händen?

Vielleicht nimmst Du die freigesetzte Energie wahr?

Lasse das Gefühl der Wärme in Deinen Händen entstehen.

Nimm all Deine Empfindungen in Deinen Händen wahr und lasse los.

Lenke Deine Atmung in Deine Hände und spüre nach.

Bündle Deine Aufmerksamkeit in Deine Arme.

Spürst Du Deine Arme?

Entsteht durch Dein Augenmerk ein leichtes Kribbeln in Deinen Armen?

Vielleicht nimmst Du die freigesetzte Energie wahr?

Lasse das Gefühl der Wärme in Deinen Armen entstehen.

Nimm all Deine Empfindungen in Deinen Armen wahr und lasse los.

Lenke Deine Atmung in Deine Arme und spüre nach.

Bündle Deine Aufmerksamkeit in Deine Schultern.

Spürst Du Deine Schultern?

Entsteht durch Dein Augenmerk ein leichtes Kribbeln in Deinen Schultern?

Vielleicht nimmst Du die freigesetzte Energie wahr?

Lasse das Gefühl der Wärme in Deinen Schultern entstehen.

Nimm all Deine Empfindungen in den Schultern wahr und lasse los.

Lenke Deine Atmung in Deine Schultern und spüre nach.

Bündle Deine Aufmerksamkeit in Deinen Nacken.

Spürst Du Deinen Nacken?

Entsteht durch Dein Augenmerk ein Kribbeln in Deinem Nacken?

Vielleicht nimmst Du die freigesetzte Energie wahr?

Lasse das Gefühl der Wärme in Deinem Nacken entstehen.

Nimm all Deine Empfindungen in Deinem Nacken wahr und lasse los.

Lenke Deine Atmung in Deinen Nacken und spüre nach.

Bündle Deine Aufmerksamkeit in Deinen Kopf und in Dein Gesicht.

Entsteht durch Dein Augenmerk ein Kribbeln in Deinem Kopf und in Deinem Gesicht?

Vielleicht nimmst Du die freigewordene Energie wahr?

Lasse das Gefühl der Wärme in Deinem Kopf und in Deinem Gesicht entstehen.

Nimm all Deine Empfindungen in Deinem Kopf und in Deinem Gesicht wahr und lasse los.

Lenke Deine Atmung in Deinen Kopf und in Dein Gesicht und spüre nach.

Bündle nun Deinen Atem und lasse ihn durch Deinen ganzen Körper fließen.

Beginne am Scheitelpunkt Deines Kopfes und Ende bei Deinen Zehenspitzen.

Entsteht durch Dein Augenmerk ein Kribbeln in Deinem Körper?

Vielleicht nimmst Du die freigewordene Energie wahr?

Lasse das Gefühl der Wärme in Deinem ganzen Körper entstehen.

Nimm all Deine Empfindungen wahr und lasse los.

Genieße das Gefühl der Ruhe und der Stille.

Lasse Dich auf das Gefühl der Entspannung ein.

Verweile hier noch für einen Moment.

Ich hole Dich dann wieder zurück.

PAUSE.

Nimm Dich und Deinen Körper ganz bewusst wahr.

Mit dieser Aufmerksamkeit wächst der Wunsch nach Bewegung.

Gib diesem Wunsch nach und intensiviere Deine Atemzüge.

Öffne langsam wieder Deine Augen und nimm die Umgebung wahr.

Danke, dass Du mich auf diese Körperreise begleitet hast.

Die etwas andere Körperreise

Mache es Dir in der Rückenlage bequem.

Lege Dich so hin, dass es Dir gut und immer besser geht.

Räkle Dich in Deine Position hinein.

Fühle Dich wie eine Katze, die sich geschmeidig nach allen Richtungen streckt, ausdehnt und sich mobilisiert.

Wenn Du Deinen Körper noch anspannen möchtest, gib diesem Gefühl nach und sinke danach entspannt auf Deine Unterlage.

Nimm Deine Unterlage wahr und spüre die damit entstehende Verbundenheit.

Gib Deinem Geist einen Moment, Zeit, um zur Ruhe zu kommen.

Lasse Deine Gedanken und Geräusche vorbeiziehen, wie die Wolken am Himmel.

Bleibe ein stiller Beobachter und bleibe gleichzeitig wertfrei.

Lenke Deinen Geist nach innen zu Dir selbst.

Bleibe bewusst bei meinen Anweisungen und vermeide es einzuschlafen.

Sei entspannt, wach und klar.

Dein Körper taucht immer mehr in die Entspannung ein.

Ich zähle nun langsam von 10 bis 1.

10 ......9......*runterzählen bis 1.*

Du bist nun in einer tieferen und entspannteren Bewusstseinsebene angekommen.

PAUSE

Beginnen wir mit einer Reise durch unseren Körper.

Lenke Deine Aufmerksamkeit in Deine rechte Hand.

Schließe dabei jeden einzelnen Finger mit ein.

Wandere weiter zu Deiner rechten Handfläche, dem rechten Handrücken, dem rechten Handgelenk und zur ganzen rechten Hand.

Die Körperreise geht weiter zum rechten Unterarm, zum rechten Ellbogen, zum rechten Oberarm, zum ganzen rechten Arm, zu dem rechten Schultergelenk, zur rechten Schulter und zur rechten Achselhöhle.

Zu Deinem ganzen rechten Arm. (1-2x)

Zu Deiner ganzen rechten Schulter. (1-2x)

Wir bleiben auf der rechten Körperseite.

Lenke Deine Aufmerksamkeit auf Deinen rechten Brustkorb, Deine rechten Rippen, Deine rechte Taille, Deine rechte Hüfte und Dein rechtes Becken.

Gehe tiefer zu Deinem rechten Oberschenkel, Deinem rechten Knie, Deinem rechten Unterschenkel, Deinem rechten Fußgelenk, Deinem rechten Fußrücken, Deinem rechten Fuß und Deinen rechten Zehen.

Zu Deinem ganzen rechten Fuß. (1-2x)

Zu Deinem ganzen rechten Bein. (1-2x)

Zu Deiner ganzen rechten Körperseite. (1-2x)

Lenke Deine Aufmerksamkeit in Deine linke Hand.

Schließe dabei jeden einzelnen Finger mit ein.

Wandere weiter zu Deiner linken Handfläche, zum linken Handrücken, zum linken Handgelenk und zur ganzen linken Hand.

Die Körperreise geht weiter zum linken Unterarm, zum linken Ellbogen, zum linken Oberarm, zum ganzen linken Arm, zum linken Schultergelenk, zur linken Schulter und zur linken Achselhöhle.

Zu Deinem ganzen linken Arm. (1-2x)

Zu Deiner ganzen linken Schulter. (1-2x)

Wir bleiben auf der linken Körperseite.

Lenke Deine Aufmerksamkeit auf Deinen linken Brustkorb, Deine linken Rippen, Deine linke Taille, Deine linke Hüfte und Dein linkes Becken.

Gehe tiefer zu Deinem linken Oberschenkel, Deinem linken Knie, Deinem linken Unterschenkel, Deinem linken Fußgelenk, Deinem linken Fußrücken, Deinem linken Fuß und zu Deinen linken Zehen.

Zu Deinem ganzen linken Fuß. (1-2x)

Zu Deinem ganzen linken Bein. (1-2x)

Zu Deiner ganzen linken Körperseite. (1-2x)

Zu Deiner ganzen rechten und zu Deiner ganzen linken Körpervorderseite. (1-2x)

Widme Deine Aufmerksamkeit Deiner Körperrückseite.

Starte bei Deinen Fersen und wandere weiter zu Deinen Unter- und Oberschenkelrückseiten.

Beziehe dabei Deine Kniekehlen mit ein.

Es geht weiter zu Deinem Gesäß, zu Deinem ganzen Rücken, zu Deinen Schulterblättern, zu den Rückseiten Deiner Ober- und Unterarme. Schließe Deine Ellbogen, Deine Hände und Deine Finger mit ein.

Die Reise führt Dich weiter zu Deinem Nacken, Deinem Hinterkopf, Deiner Kopfhaut und zu Deinem Scheitelpunkt Deines Kopfes.

Zu Deiner ganzen Körperrückseite. (1-2x)

Widme Deine Aufmerksamkeit Deinem Kopf.

Starte bei Deiner Stirn und gehe weiter zu Deinen Augenbrauen, Deinen Augenlidern, Deinen Augen, Deinem Ober- und Unterkiefer, Deinen Lippen, Deiner Mundhöhle, Deinem Kinn und schließlich zu Deinem ganzen Kopf.

Zu Deinem ganzen Kopf. (1-2x)

Zu Deinem ganzen Gesicht. (1-2x)

Widme Deine Aufmerksamkeit Deiner Körpervorderseite.

Starte bei Deinem Kopf, Deinem Hals, Deinen Schlüsselbeinen, Deinen Vorderseiten der Ober- und Unterarme, Deinen Händen, Deinem Brustkorb, Deinem Bauch, Deinen Oberschenkelvorderseiten, Deiner Kniescheibe, Deinen Unterschenkelvorderseiten, Deinen Füßen.

Deine ganze Körpervorderseite. (1-2x)

Deine ganze Körpervorderseite und Deiner ganze Körperrückseite. (1-2x)

Deine ganze rechte und Deine ganze linke Körperseite. (1-2x)

Dein ganzer Kopf und Dein ganzes Gesicht. (1-2x)

Dein ganzer Körper. (1-2x)

PAUSE.

Spüre Deinen Atem.

Nimm Dein Atemerlebnis wahr.

Lenke Deinen Atem in Deine rechte Hälfte des Brustkorbes.

Beobachte und bewerte nicht.

Lenke Deinen Atem in Deine linke Hälfte des Brustkorbes.

Beobachte und bewerte nicht.

Vielleicht kannst Du Deine Rippenbögen wahrnehmen?

Lenke Deinen Atem in Deinen gesamten Brustkorb.

Beobachte und bewerte nicht.

Lege nun Deine Hände auf Deinen Bauch.

Lenke Deine Aufmerksamkeit auf die Gegend um Deinen Bauchnabel herum und umschmeichle Deinen Solarplexus.

Nimm das Heben und das Senken Deines Bauches wahr.

Beobachte und bewerte nicht.

Lenke Deinen Atem in Deine Nase.

Lasse das Ein- und Ausatmen dort geschehen.

Lasse dadurch die Energie, wie es im Yoga gelehrt wird, in Deinem Körper.

Beobachte und bewerte nicht.

Lasse Deinen Atem wieder von alleine geschehen.

Spüre noch einmal in Deinen Körper hinein.

Ich hoffe Du fühlst Dich ruhig, gelöst und entspannt.

Lasse es nun zu, dass tief in Deinem Herzen ein Wunsch entsteht.

Ein Wunsch, der für Dich in Erfüllung gehen soll.

Man sagt auch ein Sankalpa dazu.

Als Beispiel, Du möchtest wieder gesund werden oder brauchst Hilfe bei einer Problemlösung.

Gerne auch: „Ich akzeptiere mich so wie ich bin“.

Wichtig ist, dass dieses Sankalpa klar, kurz und prägnant ist, damit es im Universum ankommt.

Sage Dir nun innerlich dreimal Dein Sankalpa vor.

PAUSE

Gehe nun zu Deiner Intuition.

An welcher Stelle befindet sie sich in Deinem Körper?

Lege dort intuitiv Deine Hand auf und spüre nach.

Vertraue auf Dein Bauchgefühl oder Deine Intuition, wie auch immer Du es nennen möchtest.

Du darfst es auch gerne Schutzengel nennen.

PAUSE

Spüre noch einmal in Deinen Körper hinein.

Lasse nun wieder das Bedürfnis von Bewegung in Form eines Räkelns oder eines Streckens entstehen.

Intensiviere Deine Atemzüge und vielleicht entsteht dabei der Wunsch zu Gähnen oder zu Seufzen.

Gib diesem Wunsch gerne nach.

Wenn Du möchtest, ziehe gerne beide Beine über Deinen Brustkorb oder rolle Dich auf eine frei gewählte Seite zusammen.

Wenn Du so weit bist, komme über Deine Lieblingsseite zum Sitzen zurück.

Fühle Dich wie nach einem erholsamen Schlaf.

Wärmeverteilung im Körper

Für unsere heutige Entspannungsreise lade ich Dich ein, Dir es in der Rückenlage bequem zu machen.

Du kannst natürlich gerne auch eine andere Position wählen.

Um Dir selbst näher zu sein, schließe Deine Augen.

Visuelle Ablenkungen können so vermieden werden.

Lenke Deine Aufmerksamkeit auf Dich selbst und stelle Deine Wahrnehmung auf „Empfangen“ ein.

Fahre dafür Deine innere Antenne aus und bleibe ganz bei Dir.

Ich lade Dich auf eine kleine Körperreise ein.

Wenn Du möchtest, lege gerne beide Hände auf Deinen Bauch.

Nimm die Wärme Deiner Hände wahr.

Du kannst Dir auch gerne vorstellen, dass Du Dir eine Wärmflasche auf Deinen Bauch gelegt hast.

Kannst Du die Wärme spüren?

Spüre, wie diese Wärme und gleichzeitig diese Energie von Deinem Bauch aufgenommen werden.

Dein Entspannungspunkt über Deinem Bauchnabel, der sogenannte Solarplexus, empfindet es als angenehm.

Die Wärme breitet sich langsam in Deinem Körper aus.

Du kannst Dir auch gerne vorstellen, dass Dein Bauchnabel die Sonne ist und die Wärme, sich wie Sonnenstrahlen, überallhin ausbreiten.

Die Anspannungen in Deinem Körper weichen und Dein Muskeltons beginnt zu sinken.

In Deinem Körper breiten sich Ruhe und Entspannung aus.

Stelle Dir nun vor, dass sich zwei Hände sanft auf Deine Schultern legen.

Du kannst Dir auch gerne ein Wärmekissen vorstellen.

Spüre dem nach.

Nimm wahr, wie sich Deine Schultern entspannt senken.

Spüre, wie sich die muskuläre Anspannung im Schulterbereich löst.

Stelle Dir nun vor, dass Du eine Fangopackung auf Deinem Rücken bekommst.

Spüre der Berührung und der Wärme nach.

Lasse die Verspannungen in Deiner Rückenmuskulatur und in den Faszien los.

Mit der Zeit kannst Du immer leichter loslassen.

Dein Körper entspannt sich immer mehr und mehr.

Wie fühlst Du Dich?

Lege nun eine Hand auf Dein Herz und nimm dort die entstehende Wärme wahr.

Öffne Dein Herz und mit der Wärme schenkst Du Deinem Herzen neue Energie.

Spüre dieses wunderbare Organ, das verlässlich für Dich schlägt.

Vielleicht kannst Du Deinen Herzschlag wahrnehmen?

Bleibe wertfrei.

Öffne Dein Herz und lasse die Liebe zu Dir selbst und zu anderen fließen.

Welches Gefühl löst dies in Dir aus?

Gib nun Deinem Atem Raum und Zeit, sich ausdehnen zu können.

Tanke mit jedem Atemzug neue Energie in Deinen Körper auf und verteile den Atem dorthin, wo die Energie benötigt wird.

Ferner lasse mit jeder Ausatmung immer mehr los.

Wenn es eine Stelle gibt, die heute besonders Deiner Aufmerksamkeit Bedarf, dann lenke Deinen Atem und die Wärme dorthin.

Verweile hier für einen Moment.

PAUSE.

Verabschiede Dich von Deiner Körperreise und nimm Deinen Körper wieder bewusst wahr.

Öffne Deine Augen, wenn es nicht schon längst geschehen ist.

Komme mit einer sanften Bewegung und energiegeladen wieder zurück.

Blick in Deinen Körper

Finde Dich an Deinem Ort der Entspannung ein

Mache es Dir so gemütlich und so behaglich wie möglich, damit sich bei Dir das Gefühl der Entspannung leichter einstellen kann.

Bei Bedarf sorge für eine Wärmequelle in Form eines wärmenden Pullovers oder einer Decke.

Räkle Dich in Deine Position hinein und wenn es notwendig ist, unterlagere entsprechende Körperteile.

Dies können Dein Kopf oder Deine Beine sein.

Finde so ein angenehmes Liegen für Deinen Rücken.

Schließe sanft Deine Augenlider, um Dein Augenmerk leichter auf Dich selbst lenken zu können.

Nimm nun Kontakt zu Deinem Atem auf und erlebe Dein Atemerlebnis.

Spüre Deinen Atemrhythmus.

Vielleicht nimmst Du wahr, wie sich mit der Einatmung Deine Bauchdecke nach außen wölbt?

Vielleicht nimmst Du wahr, wie sich mit der Ausatmung Deine Bauchdecke wieder senkt?

Vielleicht kannst Du diesen Vorgang auch im Bereich Deines Brustkorbes wahrnehmen?

Versuche dabei Dein Ausatmen länger geschehen zu lassen, wie Dein Einatmen.

Atme durch Deine Nase ein und sanft durch Deinen Mund wieder aus.

Stelle Dir dabei vor, Du würdest eine Kerze ausblasen.

Mit jedem Atemzug sinkst Du tiefer in Deine Unterlage hinein und findest Deinen Zugang zur Entspannung.

Dein Körper und Deine Muskulatur bekommen so die Möglichkeit loszulassen und eine Pause einzulegen.

Gibt es irgendetwas, was Dir auf Deinem Herzen oder auf Deinen Schultern liegt?

Dann versuche diesen Ballast von Dir abzuschütteln und übergib ihn dem Boden unter Dir.

Lasse ihn in die Erde abfließen, wie das Wasser nach einem Regenschauer.

Das Wasser sickert in den Boden ein und verschwindet.

Lenke Deine Wahrnehmung auf Dich und blicke in Dein Innerstes.

Wie geht es Dir in diesem Moment?

Lasse das Gefühl langsam in Dir entstehen und gib Dir Zeit es zu entfalten.

Bade in der Stille Deines innersten Seins.

Lasse uns gemeinsam einen Blick in Deinen Körper wagen.

Betrachte Deinen Körper als eigenes, kleines Universum.

Wer bist Du?

Welche Eigenschaften und welche Fähigkeiten schlummern in Dir?

Welche Talente besitzt Du?

Lasse Bilder vor Deinem geistigen Auge entstehen und bleibe dabei wertfrei.

Was weißt Du und was kannst Du alles?

Welche Schätze wurden Dir in die Wiege gelegt?

Hast Du sie schon alle entdeckt?

Wenn nein, dann gehe doch einmal auf Schatzsuche und schaue einmal genau hin.

Jeder Mensch ist einzigartig und so ist es gut.

Stelle Dir einmal vor, wir wären alle gleich.

Das wäre eintönig und langweilig.

Durch unsere Unterschiedlichkeiten können wir viel voneinander lernen und uns ergänzen.

Jeder Mensch hat seinen Platz zugewiesen bekommen, auch wenn wir manchmal daran zweifeln.

Es hat alles seinen Sinn, auch wenn wir ihn nicht immer verstehen.

Verweile hier für einen Moment.

Ich hole Dich dann wieder zurück.

PAUSE.

Ich hoffe, Du konntest erkennen, dass Du ein Teil des Universums und somit einzigartig bist.

Du kannst es mit einem Puzzle vergleichen.

Fehlt ein Teil, dann ist es nicht vollständig und das Bild kann nicht vollendet werden.

Bedanke Dich beim Universum oder wie auch immer Du es nennen möchtest, für all das, was es Dir in die Wiege gelegt hat.

Zweifle nicht an Dir oder an das was und wie es ist.

Was im Leben geschieht, hat alles seinen Sinn.

Mit dieser Dankbarkeit in Deinem Herzen, bringe wieder eine sanfte Bewegung in Deinen Körper hinein.

Ich hoffe dieser Blick nach innen hat Dir gutgetan.

Dein Körper und Deine sieben Energiezentren

Suche Dir für Deine Körperreise einen ungestörten Platz aus.

Mache es Dir dazu in der Rückenlage oder im Sitzen bequem.

Finde eine angenehme Positionierung für Deine Arme und Deine Beine.

Stelle Deine Beine auf oder lasse sie locker zueinander fallen.

Falls Du Dich in einer sitzenden Position befindest, mache es Dir auch hier so bequem wie möglich.

Gerne kannst Du auch Deinen Rücken anlehnen.

Lasse Deine Hände entscheiden, ob sie die Handinnenseite nach oben oder nach unten drehen wollen.

Ein nach oben unterstützt die Energieaufnahme und ein nach unten ermöglicht die Abgabe von Missständen an die Erde.

Benötigst Du heute eine kleine Konzentrationshilfe, dann bilde mit Deinem Zeigefinger und Deinem Daumen das Chin-Mudra.

Wenn Du so weit bist schließe visuelle Ablenkungen aus, indem Du Deine Augen schließt.

Innere Bilder können so leichter vor Deinem geistigen Auge entstehen.

Vielleicht hast Du schon einmal etwas von den sieben Energiezentren, auch Chakras genannt, gehört.

Ihre Aufgabe ist es, Energie von außen aufzunehmen und dem menschlichen Energiesystem zuzuführen.

Leider ist es nicht sichtbar.

Diese Energiezentren befinden sich zwischen dem physischen und dem feinstaublichen Körper des Menschen und sind durch Energiekanäle miteinander verbunden.

Sie gelten als Energiezentren zwischen dem physischen und dem feinstaublichen Körper des Menschen.

Sie sind durch Energiekanäle entlang der Wirbelsäule miteinander verbunden.

Ich lade Dich nun auf eine Reise durch Deine Wirbelsäule und Deine Energiezentren ein, um sie und ihre Bedeutung kennenzulernen.

Diese Energiezentren sind einmal mehr und einmal weniger mit Energie gefüllt.

Das Öffnen der Energiezentren ist eine andere Geschichte.

Ich würde mich freuen, wenn Du Deine Energiezentren heute einmal kennenlernst.

Gehe mit Deiner Aufmerksamkeit nach unten zu Deinem Wurzel-Chakra.

Es befindet sich am unteren Ende Deiner Wirbelsäule – am Steißbein.

Tauche nun Dein Wurzel-Chakra in die Farbe „Rot“ ein und spüre dem nach.

Mit Deiner Aufmerksamkeit lerne dieses Chakra kennen.

Es steht für Erdung, Standfestigkeit, Selbstvertrauen oder Urvertrauen.

Es ist Dein Fundament und somit die Verwurzelung mit der Erde.

Nimm wahr und bleibe wertfrei.

Gehe mit Deiner Aufmerksamkeit ein Stück weiter zum zweiten Chakra, dem Sakral-Chakra.

Es befindet sich ungefähr 5 cm unter Deinem Bauchnabel.

Tauche nun Dein Sakral-Chakra in die Farbe „Orange“ ein.

Mit Deiner Aufmerksamkeit lerne dieses Chakra kennen.

Es steht für Leidenschaft, Verlangen, Kreativität, Lebendigkeit oder für das allgemeine Wohlbefinden.

Nimm wahr und bleibe wertfrei.

Gehe mit Deiner Aufmerksamkeit zu Deinem nächsten Chakra, dem Solarplexus-Chakra.

Es befindet sich etwas über Deinem Bauchnabel.

Tauche nun Dein Solarplexus-Chakra in die Farbe „Gelb“ ein.

Mit Deiner Aufmerksamkeit lerne dieses Chakra kennen.

Es steht für Freude, Lachen oder die persönliche Kraft.

Ferner für die Sensibilität oder allgemeine Fähigkeiten.

Nimm wahr und bleibe wertfrei.

Gehe mit Deiner Aufmerksamkeit zu Deinem Herz-Chakra.

Es befindet sich in der Mitte Deiner Brust, zwischen Herz und Lunge und auf der Höhe der Thymusdrüse.

Tauche nun Dein Herz-Chakra in die Farbe „Grün“ ein.

Mit Deiner Aufmerksamkeit lerne dieses Chakra kennen.

Es steht für Liebe, Mitgefühl, Einfühlungsvermögen, Toleranz oder Akzeptanz.

Nimm wahr und bleibe wertfrei.

Gehe mit Deiner Aufmerksamkeit in Dein Kehlkopf-Chakra.

Es befindet sich an der Basis der Kehle, in der Mitte Deines Kehlkopfes.

Tauche nun Dein Kehlkopf-Chakra in die Farbe „Hellblau“ ein.

Mit dieser Aufmerksamkeit lerne dieses Chakra kennen.

Es steht für die Wahrheitsfindung oder für die Kommunikation.

Nimm wahr und bleibe wertfrei.

Gehe mit Deiner Aufmerksamkeit zu Deinem Stirn-Chakra.

Es befindet sich in der Kopfmitte zwischen Deinen Augenbrauen.

Tauche nun Dein Stirn-Chaka in die Farbe „Blau“ ein,

Mit dieser Aufmerksamkeit lerne dieses Chakra kennen.

Es steht für Intuition, Geist, Verstand oder Visualisierungskraft

Nimm wahr und bleibe wertfrei.

Gehe mit Deiner Aufmerksamkeit zu Deinem Kronen-Chakra.

Es befindet sich über Deinem Scheitel in einer Aura.

Tauche nun Dein Kronen-Chakra in die Farbe „Violett“ ein.

Mit dieser Aufmerksamkeit lerne dieses Chakra kennen.

Es steht für Gottvertrauen, Spiritualität, Freiheit, Vollendung oder Demut.

Nimm wahr und bleibe wertfrei.

Lasse nun die Farben aller Energiezentren vor Deinem geistigen Auge entstehen.

Erfreue Dich an den Farben „Rot“, „Orange“, „Gelb“, „Grün“, „Hellblau“, „Blau“ und „Violett“.

Nimm wahr und bleibe wertfrei.

Spüre in diese Farben und damit auch in Deinen Körper hinein.

Lasse die Farben auf Dich wirken.

Verweile hier für einen Moment.

Ich hole Dich dann wieder zurück.

PAUSE.

Verabschiede Dich von Deinen Energiezentren und Deiner Wirbelsäule.

Danke, dass Du etwas Neues ausprobiert hast.

Gib Dir heute Zeit, dem nachzuspüren.

Öffne wieder Deine Augen und nimm alles um Dich herum wahr.

Finde langsam aus der Entspannung in die Normalität zurück.

Namaste.

Meditation für die Energiearbeit Deiner Energiezentren

Finde Deine Position, in der Du gut verweilen kannst.

Diese Ausgangslage kann sitzend oder auch liegend sein.

Mache es Dir so bequem und angenehm wie möglich.

Verwende dazu alles, was Du benötigst.

Wenn Du angekommen bist, schließe gerne Deine Augen.

Innere Bilder können so leichter vor Deinem geistigen Auge erscheinen und entstehen.

Du darfst die Augen auch gerne geöffnet lassen und den Blick dabei sanft nach unten senken.

Lenke Deine Aufmerksamkeit auf Deine sieben Energiezentren entlang Deiner Wirbelsäule.

Diese Energiezentren werden auch Chakren genannt.

Lenken wir unser Augenmerk auf die Energiezentren, um sie besser zu verstehen und kennenzulernen.

Dazu gebe ich Dir jeweils ein paar Vorschläge.

In Fachliteraturen kannst Du Dich darüber ausführlicher informieren.

Meine Beispiele ersetzen keinen Arztbesuch und stellen auch keine Ferndiagnose dar.

Beginnen wir mit dem Wurzel-Chakra.

Es befindet sich am Ende Deiner Wirbelsäule, am Steißbein.

Es steht für Wurzel und dem Fundament.

Die Farbe des Wurzel-Chakras ist „Rot“.

Stelle Dir nun Deinen Atem in der Farbe „Rot“ vor und verteile diese Farbe in Deinem ganzen Körper.

Verweile besonders und intensiv in der Gegend um Dein Steißbein herum.

Tauche Dein Wurzel-Chakra in die Farbe „Rot“ ein und spüre dem nach.

Ist dieses Chakra in einer Unterfunktion kann sich dies durch Ängste, Depressionen, Nervosität, eine schwache Kondition, Knie- und Gelenkprobleme oder durch Rückenschmerzen äußern.

Nur um ein paar Dinge zu nennen.

Eine Überfunktion kann sich durch mangelnde Disziplin, Knochenerkrankungen, Zahnproblemen, Trägheit, Selbstzweifel oder Depressionen äußern.

Ein ausgeglichenes Wurzel-Chakra drückt sich mit einer Verbindung zur Mutter Natur und mit dem Familienfrieden aus.

Oder Spaß an der Bewegung und die Fähigkeit mit beiden Beinen fest im Leben zu stehen.

Verweile hier für einen Moment, spüre nach und bleibe wertfrei.

Dein zweites Chakra ist das Sakral-Chakra.

Es befindet sich ca. 5 cm unter Deinem Bauchnabel.

Es bedeutet Sitz des Selbst oder süßer Geschmack.

Die Farbe des Sakral-Chakras ist „Orange“

Stelle Dir nun Deinen Atem in der Farbe „Orange“ vor und verteile diese Farbe in Deinem ganzen Körper.

Verweile besonders und intensiv in der Gegend oberhalb Deines Bauchnabels.

Tauche Dein Sakral-Chakra in die Farbe „Orange“ ein.

Ist dieses Chakra in einer Unterfunktion kann sich dies durch ein fehlendes Vertrauen in den Fluss des Lebens oder zu anderen Menschen äußern.

Rückenschmerzen, Stimmungs- oder Hormonschwankungen können möglich sein.

Nur um ein paar Dinge zu nennen.

Eine Überfunktion kann sich in Form von Konsum, Rastlosigkeit oder Suchtverhalten äußern.

Ein ausgeglichenes Sakral-Chakra drückt die Leichtigkeit aus, dem Fluss des Lebens zu folgen.

Oder im gegenwärtigen Moment zu leben und offen für etwas Neues zu sein.

Verweile hier für einen Moment, spüre nach und bleibe wertfrei.

Wir wandern weiter zum Solarplexus-Chakra.

Es befindet sich ein Stück oberhalb Deines Bauchnabels.

Es bedeutet die Stadt unserer verborgenen Juwelen

Die Farbe des Solarplexus-Chakras ist „Gelb“.

Stelle Dir Deinen Atem in der Farbe „Gelb“ vor und verteile diese Farbe in Deinem ganzen Körper.

Verweile besonders und intensiv um Deinen Bauchnabel herum.

Tauche Dein Solarplexus-Chakra in die Farbe „Gelb“ ein.

Ist dieses Chakra in einer Unterfunktion kann sich dies durch wenig Selbstbewusstsein, Zweifeln, Mangel an Motivation, Unsicherheit oder ein schwaches Verdauungsfeuer äußern.

Nur um ein paar Dinge zu nennen.

Eine Überfunktion kann sich in Übermut, Rechthaberei, Unachtsamkeit oder Wutausbrüchen äußern.

Ferner, wenn Du in Dir einen Workaholic erkennst.

Ein ausgeglichenes Solarplexus-Chakra steht für ein gesundes Selbstbewusstsein, Verantwortung, Humor, Wärme, Willenskraft oder Großherzigkeit.

Verweile hier für einen Moment, spüre nach und bleibe wertfrei.

Dein nächstes Chakra ist das Herz-Chakra.

Es befindet sich in der Mitte Deiner Brust, zwischen Herz und Lunge, auf der Höhe der Thymusdrüse.

Es steht für reiner Klang und einen Ort, zu dem kein Schmerz Zutritt hat.

Die Farbe des Herz-Chakras ist „Grün“

Stelle Dir nun Deinen Atem in der Farbe „Grün“ vor und verteile diese Farbe in Deinem ganzen Körper.

Verweile besonders und intensiv in der Gegend um Dein Herz-Chakra.

Tauche Dein Herz-Chakra in die Farbe „Grün“ ein.

Ist dieses Herz-Chakra in der Unterfunktion kann sich dies durch Selbstmitleid, Kaltherzigkeit, Unzufriedenheit, Asthma oder Bluthochdruck äußern.

Nur um ein paar Dinge zu nenne.

Eine Überfunktion kann sich in Überempfindlichkeit, Kontaktschwierigkeiten Anhänglichkeit, Negativität oder Manipulation äußern.

Ein ausgeglichenes Herz-Chakra steht für Liebe, mit dem Herzen dabei sein, ein gesundes Immunsystem, Hilfsbereitschaft, Akzeptanz oder Toleranz.

Verweile hier für einen Moment, spüre nach und bleibe wertfrei.

Wandere weiter zu Deinem Kehlkopf-Chakra.

Es befindet sich in der Mitte des Kehlkopfes.

Es bedeutet Reinheit.

Die Farbe des Kehlkopf-Chakras ist „Hellblau".

Stelle Dir nun Deinen Atem in der Farbe „Hellblau" vor und verteile diese Farbe in Deinem ganzen Körper.

Verweile besonders und intensiv in der Gegend um Deinen Kehlkopf.

Tauche Dein Kehlkopf-Chakra in die Farbe „Hellblau" ein.

Ist dieses Kehlkopf-Chakra in einer Unterfunktion kann sich dies durch Kommunikationsprobleme, Stimme oder Sprache, Mangel an Selbstvertrauen oder Phobien äußern.

Nur um ein paar Dinge zu nennen.

Eine Überfunktion kann sich durch Lügen, Halsschmerzen, Sprachstörungen oder Ohrproblemen äußern.

Ein ausgeglichenes Kehlkopf-Chakra steht für eine gute Kommunikationsfähigkeit, Kreativität oder künstlerische Fähigkeiten, Anpassungsfähigkeit oder Ehrlichkeit.

Verweile hier für einen Moment, spüre nach und bleibe wertfrei. Wir wandern hinauf zum Stirn-Chakra.

Es befindet sich zwischen den Augenbrauen und wird auch „Drittes Auge“ genannt.

Es bedeutet Wahrnehmung, Befehlszentrum oder Mutter aller Chakren.

Die Farbe des Stirn-Chakras ist „Blau“

Stelle Dir nun Deinen Atem in der Farbe „Blau“ vor und verteile diese Farbe in Deinem ganzen Körper.

Verweile besonders und intensiv in der Gegend um Dein „Drittes Auge“.

Tauche Dein Stirn-Chakra in die Farbe „Blau“ ein.

Ist dieses Stirn-Chakra in der Unterfunktion kann sich dies in mangelnder Konzentrationsfähigkeit, Unzuverlässigkeit, Unentschlossenheit oder einem schlechten Gedächtnis äußern.

Nur um ein paar Dinge zu nennen.

Eine Überfunktion kann sich durch Wahnvorstellungen, Visionen, Vergesslichkeit, Schwindel oder Erkrankungen der Sinnesorgane äußern.

Ein ausgeglichenes Stirn-Chakra steht für ein gutes Gedächtnis, Achtsamkeit, Selbstreflexionsfähigkeit, klarer Intellekt oder einen offenen Geist.

Verweile hier für einen Moment, spüre nach und bleibe wertfrei.

Unsere Reise geht weiter zu unserem Kronen-Chakra.

Es befindet sich über Deinem Kopf in einer Aura.

Es bedeutet Unendlichkeit und Tausendblättriges Lotus.

Die Farbe des Kronen-Chakras ist „Violett“

Stelle Dir nun Deinen Atem in der Farbe „Violett“ vor und verteile diese Farbe in Deinem ganzen Körper.

Verweile besonders und intensiv in der Gegend um Deine Aura des Kronen-Chakras.

Tauche Dein Kronen-Chakra in die Farbe „Violett“ ein.

Ist dieses Kronen-Chakra in der Unterfunkton kann dies durch Mangel an Vernunft, Rücksichtlosigkeit, Gleichgültigkeit, Apathie oder Immunschwäche äußern.

Nur um ein paar Dinge zu nennen.

Eine Überfunktion kann sich durch Überempfindlichkeit, Sprunghaftigkeit, Unzuverlässigkeit, Schlafstörungen oder durch ein überreiztes Nervensystem äußern.

Ein ausgeglichenes Kronen-Chakra steht für die Verbindung mit dem Göttlichen, Mitgefühl, dem Einklang mit dem eigenen Leben, Heiterkeit, Besonnenheit oder Optimismus.

Verweile hier für einen Moment, spüre nach und bleibe wertfrei.

Unsere Reise neigt sich dem Ende zu.

Ich hoffe Dir geht es gut und ich konnte Dich ein wenig neugierig auf die Energiezentren machen.

Vielleicht hast Du Lust darauf bekommen, Dich weiter damit zu beschäftigen?

Bringe nun wieder eine wohltuende Bewegung in Deinen Körper hinein.

Nimm einen tiefen Atemzug und lasse mit einem Seufzer alles los.

Vielleicht konnten wir durch die heutige Aufmerksamkeit etwas in Deinen Energiezentren bewirken?

Bleibe wertfrei.

Das Leben ist immer wieder spannend und hält Neues für uns bereit.

Bleibe neugierig.

Betrachtung des eigenen Körpers

Wenn Du möchtest, nimm eine bequeme Position in der Rückenlage ein.

Bevor Du Deine Beine aufstellst, kannst Du beide Beine einmal zu Dir heranziehen, um Deinen unteren Rücken kurz zu dehnen und zu mobilisieren.

Stelle anschließend beide Beine auf und lasse sie locker zueinander fallen oder strecke Deine Beine entspannt auf dem Boden aus.

Wie möchtest Du denn gerne Deine Hände ablegen?

Seitlich neben Deinem Körper auf der Handkante oder mit der Handinnenseite nach oben gerichtet, damit es Deinen Schultern leichter fällt, sich zu senken.

Wenn Dir danach ist, kannst Du die Hände auch gerne auf den Bauch ablegen.

Ist es Dir heute lieber eine sitzende Position einzunehmen, dann folge diesem Impuls.

Bringe Dich dazu in eine aufrechte Position und lege die Hände entspannt auf Deinen Oberschenkeln ab.

Entspanne Deinen Körper und erlaube Deinem Geist zur Ruhe zu kommen.

Wenn es Dir guttut, kannst Du gerne im Hintergrund eine leise Musik abspielen lassen.

Verwende dazu sanfte und ruhige Töne.

Eine Frequenz von 396 Hz, Wassergeräusche oder Meditationsmusik wirken dabei wohltuend und unterstützend.

Lenkt Dich dies eher ab, dann bleibe in der Ruhe und Stille.

Tauche nun langsam mit Deinem Körper in die Welt der Entspannung ein.

Nimm Deine Atmung wahr und spüre, wie sich Dein Atem in Deinem Körper verteilt.

Nimm entstehende Veränderungen in Deinem Körper wahr.

Vielleicht nimmst Du das Heben und das Senken Deines Brustbeines wahr?

Vielleicht spürst Du, wie sich Deine Lungen mit Deinem Atem füllen und sich dabei die Rippenbögen weiten?

Vielleicht nimmst Du das Heben und das Senken Deiner Bauchdecke wahr?

Es gleicht dem Aufblasen eines Luftballons.

Vielleicht nimmst Du eine Veränderung in Deinen Flanken wahr?

Versuche den Weg Deines Atems nachzuvollziehen.

Bleibe dabei wertfrei.

Gedanken kommen und Gedanken gehen.

Parke sie in einem imaginären Raum und hole sie später wieder ab.

Ich lade Dich nun auf eine kleine Reise durch Deinen Körper ein.

Nimm Deinen Körper bewusst in Deiner Entspannungsposition wahr.

Wie liegen Deine Beine auf dem Boden auf?

Sind sie gerade ausgestreckt?

Wie weit sind Deine Kniekehlen vom Boden entfernt?

Rotieren Deine Füße nach außen oder nach innen?

Sind Deine Zehen lang oder krallst Du sie ein?

Nimm wahr und bleibe wertfrei.

Wie liegen Deine Arme auf dem Boden auf?

Sind sie ausgestreckt?

Liegen sie nahe an Deinem Körper oder weiter weg, so dass ein Luftpolster unter Deinen Achselhöhlen entsteht?

Sind Deine Hände ausgestreckt, bilden sie eine Faust oder wollen sie etwas festhalten?

Krallen sich Deine Finger ein oder sind sie entspannt?

Liegen Deine Hände auf ihren Handkanten?

Rotieren Deine Arme nach außen oder innen?

Nimm wahr und bleibe wertfrei.

Wie liegt Dein Gesäß auf dem Boden auf?

Locker und entspannt?

Nimm wahr und bleibe wertfrei.

Wie liegt Dein Rücken auf dem Boden auf?

Gibt es Stellen, die in der Luft sind oder sich tief in die Matte schmiegen?

Nimm wahr und bleibe wertfrei.

Wie fühlt sich Dein Bauch an?

Locker und entspannt?

Angespannt oder aufgebläht?

Nimm wahr und bleibe wertfrei.

Wie fühlen sich Dein Schultergürtel und Deine Schultern an?

Liegen Deine Schultern entspannt auf dem Boden?

Sind sie weit weg von den Ohren?

Ziehen die Schultern nach vorne und verkürzen so Deine Brustmuskulatur?

Nimm wahr und bleibe wertfrei.

Wie liegt Dein Kopf auf dem Boden auf?

Ist Deine Kopfhaut entspannt?

Überstreckst Du Deinen Kopf?

Ist Dein Nacken verspannt und verkürzt?

Wie fühlt sich Dein Gesicht an?

Nimm wahr und bleibe wertfrei.

Nimm Deinen ganzen Körper wahr und lasse alle Anspannungen oder Verspannungen los.

Mit jedem Atemzug tauche tiefer in die Entspannung ein.

Verweile hier für einen Moment.

Ich hole Dich dann wieder zurück.

PAUSE.

Danke, dass Du die Reise durch Deinen Körper mitgemacht hast.

Das Betrachten des eigenen Ichs ist manchmal eine Herausforderung.

Diese hast Du aber gut gemeistert.

Lenke Deine Aufmerksamkeit wieder auf Deine Atmung zurück und lasse Deine Atemzüge tiefer und intensiver werden.

Öffne langsam wieder die Augen und nimm den Raum um Dich herum wahr.

Körpermassage

Ich lade Dich auf eine Reise durch Deinen Körper ein.

Schalte dazu Dein Handy und Dein Telefon auf lautlos und lege es ganz weit weg von Dir.

Störende, äußerliche Einflüsse können so vermieden werden.

Eine wohltuende Zeit für Dich kann beginnen.

Hast Du es Dir schon auf Deiner Unterlage bequem gemacht?

Dann schließe nur noch Deine Augen, wenn dies nicht schon längst geschehen ist.

Stelle Dir nun vor, Du bist auf Wellnessurlaub und hast eine Aromaölmassage gebucht.

Lasse vor Deinem geistigen Auge einen Urlaubsort und die entsprechende Person dazu erscheinen.

Du hast es Dir auf der vorgewärmten Massageliege bequem gemacht.

Eine sanfte Meditationsmusik ist im Hintergrund zu hören.

Du fühlst Dich wohl.

Du darfst Dir den Duft des Öles aussuchen?

Wie wäre es mit einem Zirbenöl?

Es wirkt entzündungshemmend, durchblutungsfördernd und schmerzlindernd.

Du kannst Dir auch gerne ein anderes Öl vorstellen.

Nimm den Duft Deines Öles wahr.

Kannst Du es riechen?

Sanft nimmst Du kreisende Bewegungen auf Deinem Rücken wahr.

Du spürst, wie sich Deine Schultern zu senken beginnen.

Die Wärme und die Berührungen wirken entspannend auf Dich.

Stelle Dir nun gedanklich Deine Massage vor.

An welchen Stellen möchtest Du massiert werden?

An Deinem Rücken?

An Deinen Schultern?

An Deinen Armen, Deinen Händen und Deinen Fingern?

An Deinem Nacken?

An Deinem Kopf und an Deiner Kopfhaut?

An Deinen Beinen und an Deinen Fußsohlen?

Verweile hier für einen Moment und stelle Dir Deine Wunschmassage vor.

Nimm die sanften Berührungen, die Wärme und das Öl wahr.

Lasse Dich auf dieses Massageerlebnis ein.

Lasse mit jedem Atemzug immer mehr los.

Du entscheidest über die Intensität der Massage.

Spüre, wie Du Dich immer wohler fühlst.

Du fühlst Dich ruhig, gelöst und entspannt.

Die Zeit der Massage ist zu Ende.

Du darfst auf Deiner Massageliege noch etwas nachspüren.

Langsam löst Du Dich aus Deiner Position und bringst wieder Bewegung in Deinen Körper hinein.

Wenn Du möchtest, schüttle Deine Arme und Deine Beine einmal durch und komme von Deiner Reise zurück.

Öffne Deine Augen und finde über die Seite wieder zum Sitzen zurück.

Vielleicht hast Du heute zufällig einen Massagetermin?

Dann lasse es Dir dabei gut gehen.

Danksagung

Danke an meinen Verlag für das Vertrauen und die Unterstützung, die mir immer zuteil kommt. Es ist auch immer wieder erstaunlich, welche Ideen Frau Angelina Schulze für die Cover hat.

Danke für die tolle Zusammenarbeit.

Danke an meine Korrekturleserin Monika.

Kontakt zur Autorin:

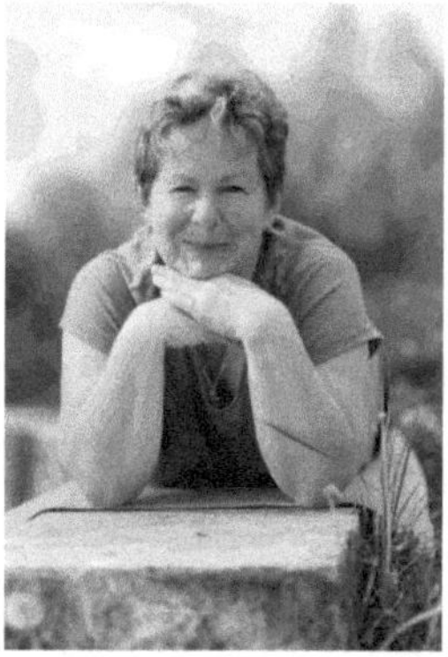

Petra Silberbauer

ps.in.balance@web.de

YouTube Kanal: Petra Balance

Homepage: www.petrasilberbauer.de

Mein Name ist Petra Silberbauer. Ich bin seit über 20 Jahren Trainerin in Sportvereinen und im Fitnessstudio. Nebenbei bin ich Ausbilderin und Referentin für den BTV, BLVS und BVS München.

Entdecke klassische Körperreisen für Dich und tauche in die Welt der Entspannung ein.

Weitere Buchtitel von Petra Silberbauer

ISBN: 978-3-96738-203-7

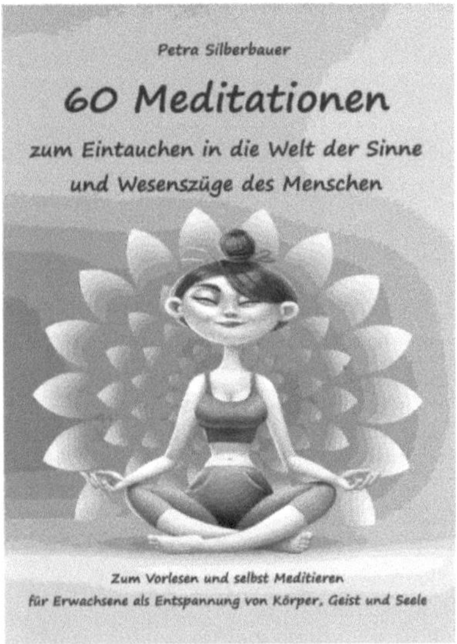

ISBN: 978-3-96738-182-5

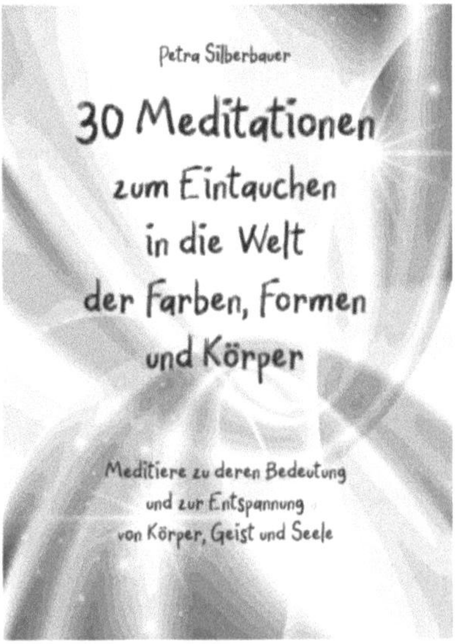

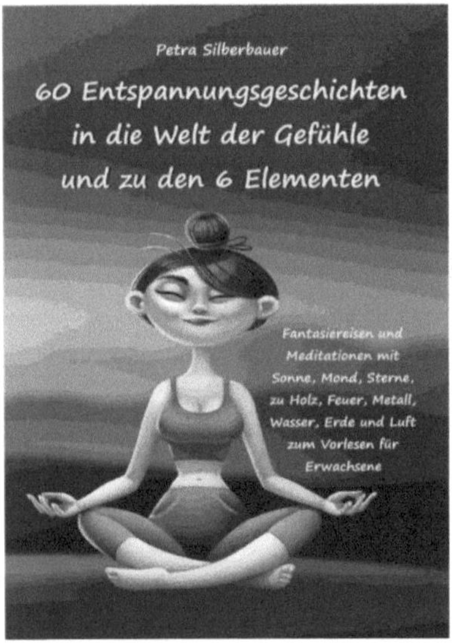

ISBN: 978-3-96738-202-0

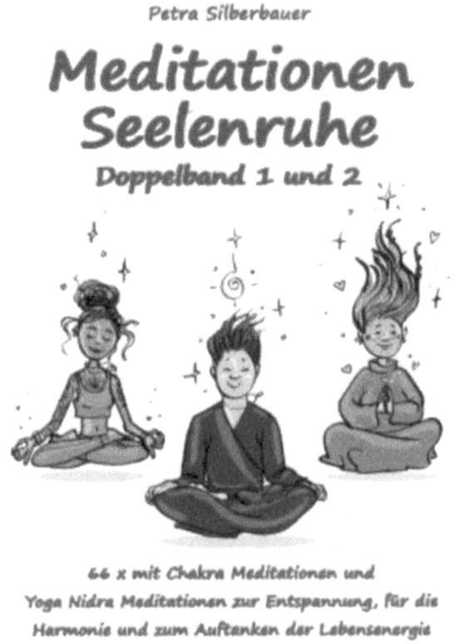

ISBN: 978-3-96738-208-2

ISBN: 978-3-96738-108-5

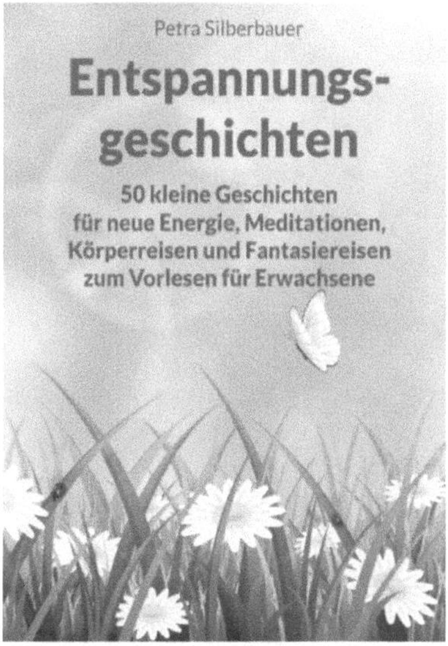

ISBN: 978-3-96738-197-9

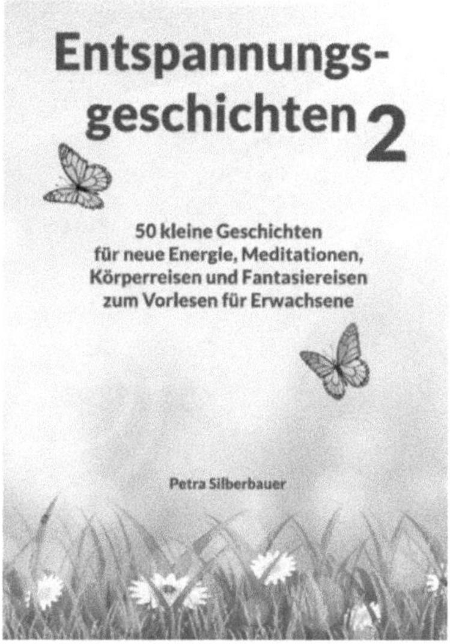

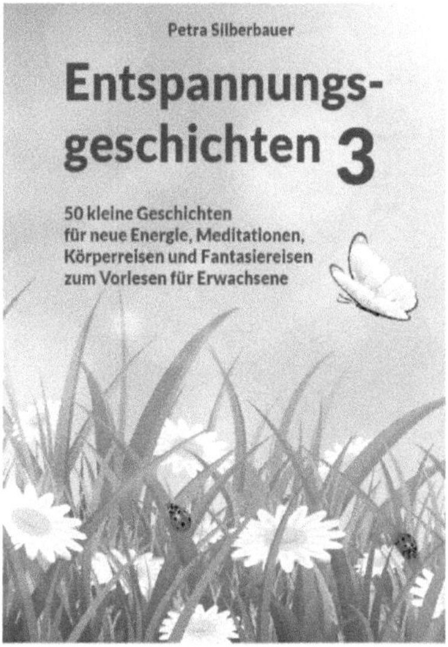

ISBN: 978-3-96738-230-3

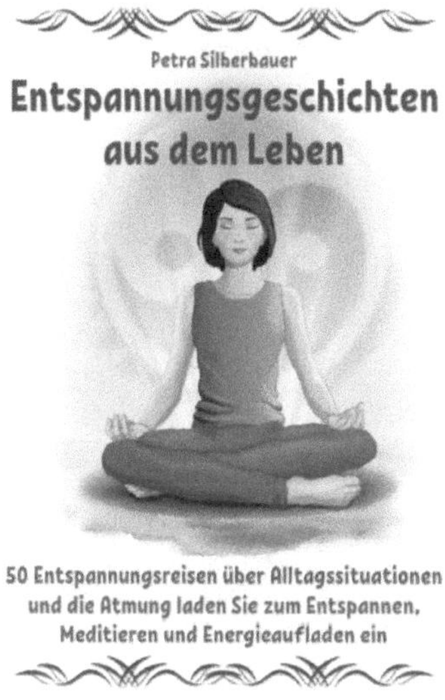

ISBN: 978-3-96738-130-6

ISBN: 978-3-96738-122-1

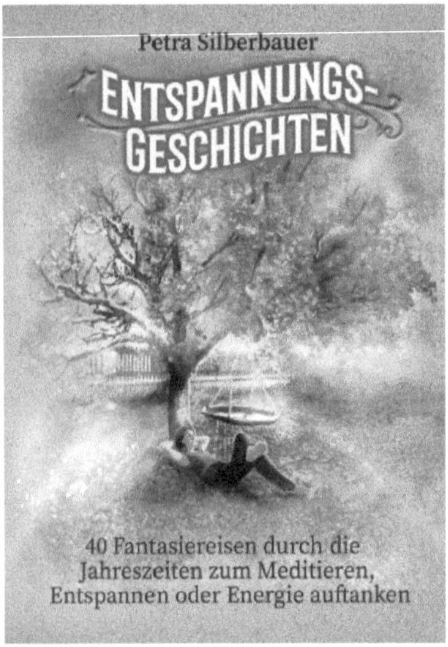

ISBN: 978-3-96738-219-8

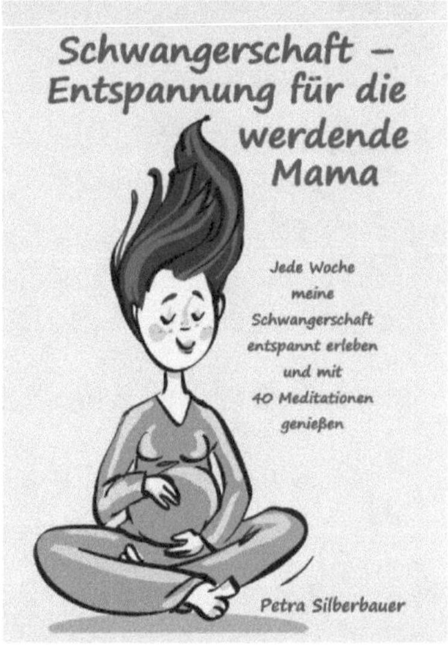

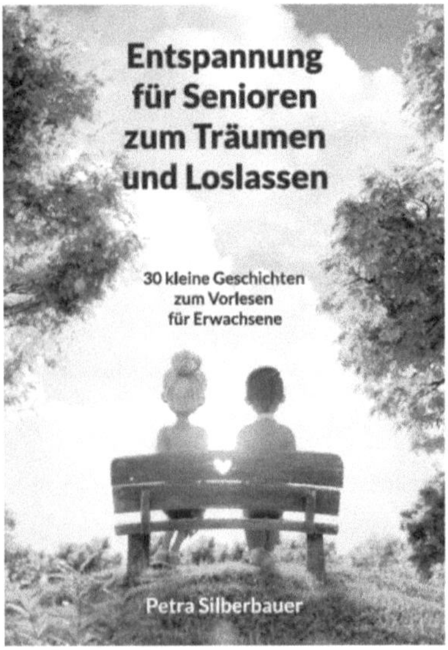

ISBN: 978-3-96738-164-1

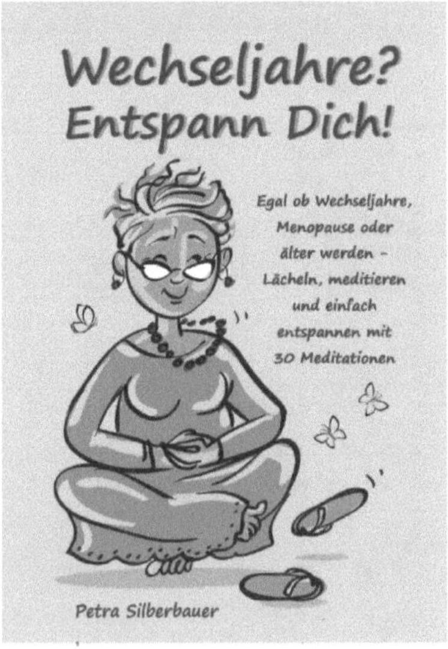

ISBN: 978-3-96738-224-2

ISBN: 978-3-96738-227-3

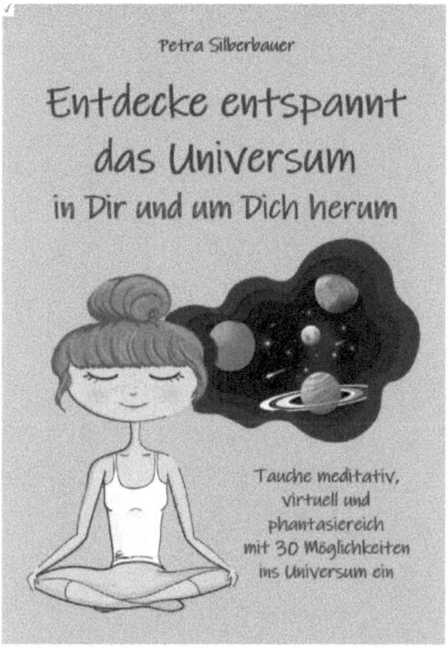

ISBN: 978-3-96738-205-1

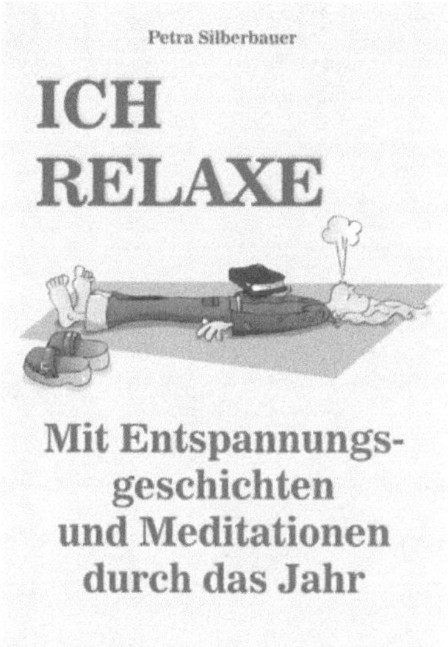

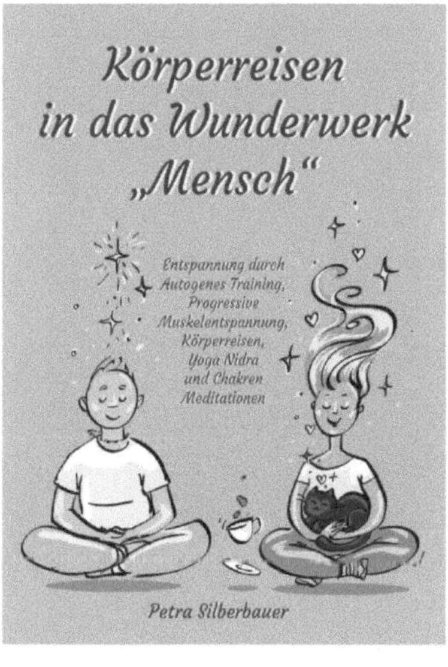

ISBN: 978-3-96738-253-2

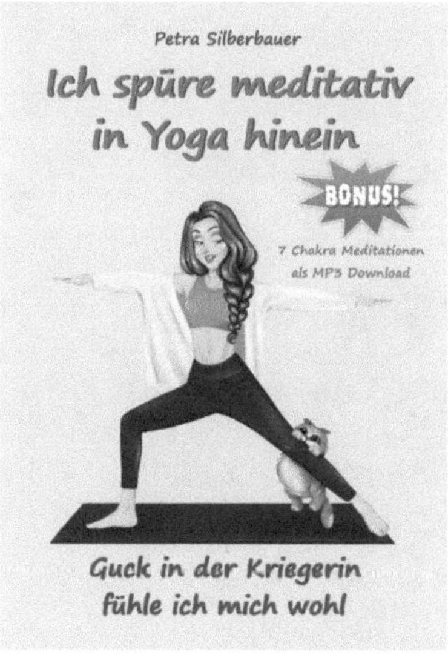

ISBN: 978-3-96738-216-7

ISBN: 978-3-96738-139-9 ISBN: 978-3-96738-144-3

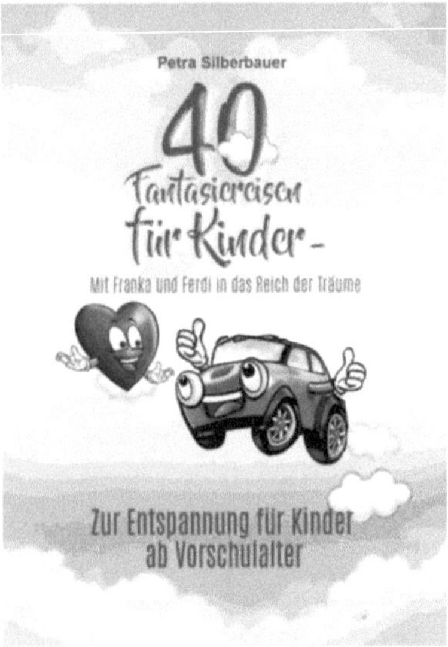

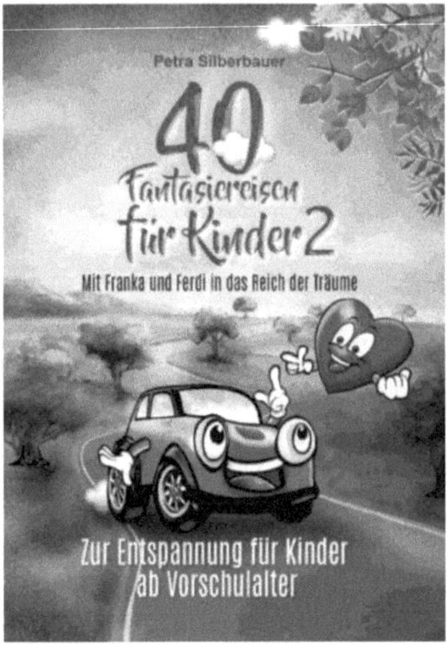

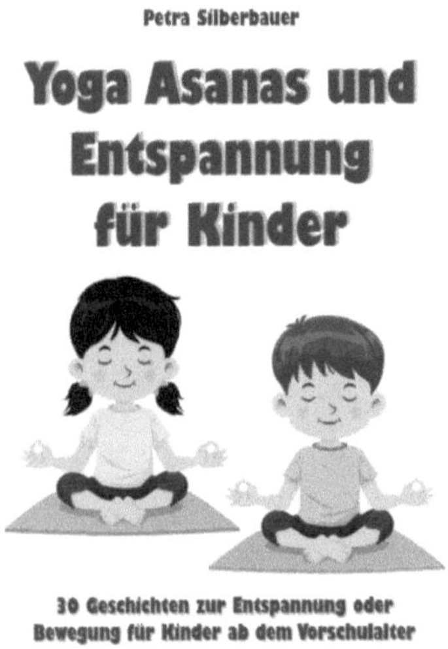

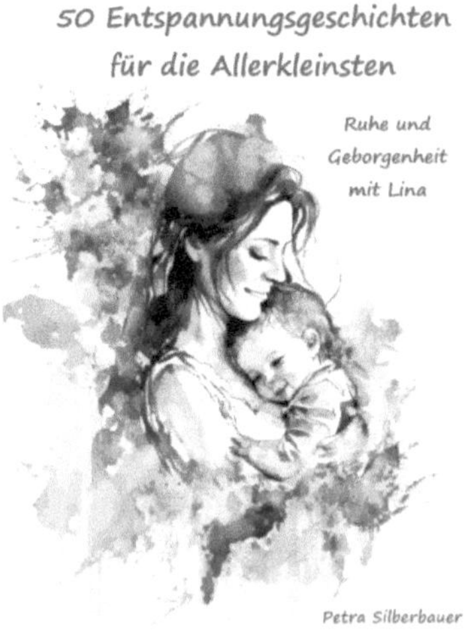

ISBN: 978-3-96738-226-6 ISBN: 978-3-96738-267-9

Auszug aus dem Verlagsprogramm zum Thema „Entspannung“

Entspannungsgeschichten und Fantasiereisen für Erwachsene
ISBN: 978-3-96738-033-0 (von Angelina Schulze)

Traumreisen für Kinder aus Paulines Träumezauberstab
ISBN: 978-3-96738-074-3 (von Angelina Schulze)

Fantasiereisen für Groß und Klein
ISBN: 978-3-96738-254-9 (von Simone Merle Waese)

22 Seelenreisen in dein Zuhause in dir
ISBN: 978-3-96738-156-6 (von Ines Leue)

Die Seelenwärmer Apotheke
ISBN: 978-3-96738-165-8 (von Ines Leue)

Meditation, heilsames Abenteuer für Körper, Geist und Seele
ISBN: 978-3-96738-199-3 (von Dr. Michelle Haintz)

Entspannungsübungen und Entspannungstipps für Körper, Geist und Seele
ISBN: 978-3-96738-177-1 (von Angelina Schulze)

Autogenes Training – Anleitung und Übungen für Erwachsene
ISBN: 978-3-96738-178-8 (von Angelina Schulze)

Lenormandkarten Fantasiereisen
ISBN: 978-3-96738-245-7 (von Angelina Schulze)

Spirituelle Fantasiereisen für Erwachsene
ISBN: 978-3-96738-241-9 (von Angelina Schulze – 2024 in Planung)

Hypnotische Fantasiereisen für Erwachsene zum Entspannen und Träumen (Band 1 bis 5 von Angelina Schulze)

Und noch viele weitere Bücher ...

Druck:
CPI Druckdienstleistungen GmbH
im Auftrag der
Kolibri 360 GmbH
Ferdinand-Jühlke-Str. 7
99095 Erfurt

FSC
www.fsc.org
MIX
Papier | Fördert gute Waldnutzung
FSC® C083411

Kolibri 360 GmbH
Ferdinand-Jühlke-Straße 7
99095 Erfurt, Deutschland
produktsicherheit@kolibri360.de